DE L'ENCLAVEMENT
DE L'IRIS

CONSÉCUTIF A L'EXTRACTION DE LA CATARACTE

PRINCIPALEMENT D'APRÈS LA MÉTHODE FRANÇAISE

HISTORIQUE. — PATHOGÉNIE. — PROPHYLAXIE

par le Dr **BORRY**

Ex-interne des Hôpitaux de Lyon
et de la Clinique ophtalmologique

PARIS
LIBRAIRIE J.-B. BAILLIÈRE ET FILS,
Rue Hautefeuille, 19, près du boulevard Saint Germain.

—

1889

DE L'ENCLAVEMENT DE L'IRIS

CONSÉCUTIF A L'EXTRACTION DE LA CATARACTE

DE L'ENCLAVEMENT
DE L'IRIS

CONSÉCUTIF A L'EXTRACTION DE LA CATARACTE

PRINCIPALEMENT D'APRÈS LA MÉTHODE FRANÇAISE

HISTORIQUE. — PATHOGÉNIE. — PROPHYLAXIE

par le Dr BORRY

Ex-interne des Hôpitaux de Lyon
et de la Clinique ophtalmologique

PARIS
LIBRAIRIE J.-B. BAILLIÈRE ET FILS,
Rue Hautefeuille, 19, près du boulevard Saint Germain.

—

1889

DE L'ENCLAVEMENT IRIEN

CONSÉCUTIF A L'EXTRACTION DE LA CATARACTE

PRINCIPALEMENT D'APRÈS LA MÉTHODE FRANÇAISE

(Historique. — Pathogénie. — Prophylaxie)

INTRODUCTION

Œuvre de de Græfe. — Ses précurseurs. — Son succès. — Retour à la méthode de Daviel. — Objet, division, et éléments de notre travail.

J'avais l'intention, lorsque j'entrepris ce travail, de faire une étude d'ensemble de l'enclavement irien après l'extraction de la cataracte par la méthode simple. Je voulais, après avoir essayé d'élucider sa pathogénie, indiquer ses symptômes, ses conséquences inévitables ; je voulais prouver combien ses complications sont rares et peu redoutables comparées à celles de l'enclavement dans la méthode de de Græfe ; de plus, pour nous, son pronostic est moins sombre, et de tous les traitements proposés ou appliqués l'expectation nous paraît être la meilleure ligne de conduite à suivre. Ce sont là les idées que je croyais pouvoir développer dans cette monographie. Mais je m'aperçus plus tard que c'était un sujet beaucoup trop vaste, nécessitant un développement non en rapport avec les limites de ce travail. J'ai donc été obligé de me restreindre. J'espère du reste reprendre dans des publications ultérieures cette importante étude.

Mes recherches sur cette question m'ont fait assister aux progrès continuels de la tendance qui porte les ophtalmologistes à revenir à l'ancienne méthode française. J'ai pensé qu'il ne serait pas inutile d'esquisser à grands traits ce mouvement dont la première impulsion est en grande partie venue des dangers inhérents à l'enclavement dans l'opération de de Græfe. Cette évolution dans les idées servira ainsi d'introduction à l'histoire de cette complication elle-même.

Nous sommes loin déjà de l'immense retentissement et de l'enthousiasme que souleva dans le monde savant l'œuvre nouvelle de de Græfe qu'il désignait sous le nom *d'extraction linéaire modifiée*. L'idée, ni l'expression même n'étaient pourtant entièrement nouvelles. Longtemps avant lui, des tentatives nombreuses, celles de Palucci, de Siegwaert, avaient surgi pour parer aux inconvénients, aux dangers inhérents à l'ancienne méthode que l'on rattachait alors à l'étendue du lambeau. Gibson, de Manchester, songea le premier, en 1811, à extraire à travers une incision linéaire de la cornée les cataractes molles et les cataractes capsulaires ; dans une première opération il divisait la capsule antérieure à l'aide d'une aiguille, et, trois semaines après, il pratiquait une incision droite de la cornée, à son côté externe, par laquelle il faisait sortir les fragments de la cataracte. Travers, en 1814, adopta ce procédé pour les cataractes molles et demi-molles, mais en faisant l'opération en une seule fois. FRÉDÉRIC JŒGER l'appela *extraction partielle*, dénomination que son fils devait plus tard modifier par celle *d'extraction linéaire*.

Ces premiers essais ne furent pas heureux. Des indications limitées, un manuel opératoire difficile à cause de l'étroitesse de la plaie, la nécessité d'instruments de traction rarement inoffensifs, firent, dès ses débuts, abandonner la méthode. Sichel père, quelques années après, essaya de la réhabiliter en la réservant pour les cataractes capsulo-lenticulaires.

Mais bientôt elle devait renaître brillante et prospère, et sous l'instigation de de Græfe allait s'ouvrir pour elle un nouvel avenir. Cet illustre ophtalmologiste n'arriva que lentement et progressivement à la conception qui devait jeter sur son nom un si vif éclat. Il ne fallut pas moins d'une période de dix années avant qu'il se posât comme chef incontesté de la nouvelle école. Nous ne pouvons, dans ce court historique, suivre pas à pas le développement successif de l'œuvre de de Græfe, ni étudier les influences que prirent sur ses idées les travaux de ses contemporains, les Waldau, les Mooren, Jacobson, Critchett, etc. Nous renvoyons pour cette intéressante étude à la thèse inaugurale de Grand (Paris 1873) ainsi qu'au travail de Warlomont paru dans les *Annales d'Oculistique* (janvier 1886), auxquels nous avons fait de nombreux emprunts.

Nous rappellerons seulement la première publication de de Græfe, en 1855, sur l'extraction linéaire : pour lui, la méthode, malgré quelques avantages sérieux, laisse un champ opératoire trop borné. Deux ans plus tard, pratiquant encore l'extraction à lambeau, et témoin des nombreux cas d'iritis et d'irido-choroïdites chroniques qu'il rattachait à la contusion de l'iris pendant l'opération, il conseilla de faire, après l'extraction de la cataracte, l'incision de la partie d'iris lésée par l'expulsion du cristallin. Déjà avant lui, au XVIIIème siècle, Shéferlé, comme le rappelait M. Panas dans une de ses leçons cliniques, ne respectait pas toujours la membrane irienne ; il pratiquait l'incision de l'iris avec des ciseaux lorsque, pendant l'opération de Daviel, ce diaphragme se contractait, devenait rigide et empêchait la sortie du cristallin ; il ne faisait, il est vrai, qu'une iridotomie.

C'est en 1860 que, pour la première fois, de Græfe songea à combiner l'iridectomie à l'extraction linéaire presque tombée dans l'oubli ; l'excision préalable de l'iris devait rendre plus facile et plus inoffensive l'introduction des curettes et les manœuvres de traction. Mais cette méthode qu'il appelait déjà l'*extraction linéaire modifiée*, n'était alors pour lui qu'une méthode d'exception. « Cette opération, écrivait-il, ne peut pas constituer une méthode générale » ; les cataractes dures étaient toujours justiciables de l'extraction à lambeau.

C'est alors que Schuft-Waldau, en modifiant la forme des curettes (1860), que Critchett, en imaginant le couteau lancéolaire coudé agrandissant l'incision et une curette de plus petit modèle, contribuèrent à rendre plus facile et plus généralement applicable la nouvelle méthode. L'ophtalmologiste anglais la préconisa au congrès d'Heidelberg (1864) comme méthode générale pouvant extraire même les cataractes les plus dures et les plus volumineuses. De leur côté et vers la même époque.

Mooren (1862), Jacobson (1863) prônaient l'iridectomie dans l'extraction à lambeau qu'ils modifiaient. Ce dernier, le professeur de Kœnigsberg, insistait surtout sur les avantages de l'incision périphérique qu'il reculait jusqu'aux limites du limbe scléro-cornéen.

De Græfe eut le rare mérite de savoir utiliser ces recherches et ces idées. Ecoutons ce que dit Warlomont : « la conception de de Græfe avait germé ; son enfant, abandonné quelque temps à lui-même, avait trouvé un père adoptif sous les yeux duquel il avait grandi. Il ne restait plus qu'à en faire un homme, et son père effectif se chargea de ce soin ; il reprit son bien où il l'avait trouvé, avec ses qualités et ses défauts, et dès ce moment (1865) il se voua presque exclusivement au perfectionnement et à la vulgarisation de la méthode réformée qu'il lançait dans le monde sous le nom d'*extraction linéaire modifiée*. Il la trouvait désormais susceptible de constituer une méthode générale. » Ce fut là son œuvre, et elle fut immense. Quand on songe combien à ce moment-là déjà il avait illustré son nom par les mémorables découvertes de l'exagération de la tension intra-oculaire et des heureux résultats de l'iridectomie dans le glaucôme, on comprend l'engouement, le succès qui accueillirent la nouvelle méthode à son aurore, et avec quel empressement fétichique, suivant l'expression de Chavernac, elle fut acceptée de tous. De toutes parts affluèrent des statistiques qui tenaient du merveilleux : la suppuration de la cornée, si fréquente autrefois, avait presque complètement disparu, les accidents étaient rares, la guérison rapide, les résultats superbes. De nombreux élèves, fidèles apôtres de la nouvelle foi, allaient, par leurs publications, leurs travaux, porter en tous pays la *bonne parole* du Maître.

« Une voix cependant, dit encore Warlomont, s'éleva grave et sévère contre ce qu'elle appelait un sacrilège. Ce fut celle d'un mortel courageux pendant des années; celui qui l'avait fait entendre fut instinctivement mis au ban : il avait osé profaner l'idole. Les moins enthousiastes se retirèrent de lui; nous-même, peut-être, le rencontrant sur notre chemin aurions-nous dédaigné de lui ôter notre chapeau. »

Ces protestations de von Hasner, de Prague, ne devaient pas longtemps rester sans écho. Au milieu de l'enthousiasme presque universel, des observateurs attentifs ne manquèrent pas de remarquer combien certains accidents, tels que les hémorrhagies de la chambre antérieure, l'issue du corps vitré, étaient devenus plus fréquents depuis la nouvelle méthode. L'opération, telle que l'avait tracée de Græfe, était pénible, laborieuse, douloureuse. Des lambeaux de l'iris excisé enclavés dans les angles de la plaie, une discision difficile de la capsule, le dégagement incomplet du cristallin et des masses corticales, allaient mettre en garde les opérateurs contre la trop grande périphéricité de la section et contre la linéarité de la plaie, et amener des réformes nombreuses à l'œuvre de de Græfe, réformes qu'il avait lui-même pressenties lorsqu'il disait : « Je ne doute pas que l'avenir ne réserve bien des modifications à ma méthode. »

Mais ces difficultés opératoires n'étaient rien encore à côté de certaines complications bien autrement graves, accidents rares du temps de Daviel, et dont on ne pouvait rapporter la fréquence qu'à l'extraction linéaire modifiée, telles que les iritis, les irido-cyclites, la panophtalmite consécutive, et aussi ces cas d'explosion tardive d'une ophtalmie sympathique dans le second œil, tous accidents si redoutables dont l'immense majorité dépend de l'inflammation soit aigüe, soit chronique de l'iris et de la région ciliaire. Je ne puis que signaler d'autres inconvénients tels que la difformité et la mutilation de la pupille, la diminution de l'acuité visuelle par l'existence des cercles de diffusion, les cicatrices cystoïdes, etc. Qu'allaient devenir l'enthousiasme du début et cette action antiphlogistique de l'iridectomie sur laquelle de Græfe et ses partisans avaient étagé leur doctrine et qui devait justifier leur conduite?

Tous ces accidents étaient bien faits pour ramener à la méthode de Daviel les transfuges qui avaient cédé à l'entraînement général pour suivre la mòde du moment. « On voulut, dit Warlomont, remédier à ces dangers au moyen de modifications apportées à la forme, à l'étendue, au siège de l'incision, au tissu dans lequel il s'agissait d'en fixer le lieu d'élection. Toutes les figures géométriques, tous les points de la précieuse calotte hémisphérique y passèrent, ce qui n'était pas, à proprement parler, l'indice d'une satisfaction illimitée. »

De Græfe crut avoir réfuté victorieusement les arguments de von Hasner que Steffan ne tardait pas à adopter; et, à part quelques réformes légères sur l'emplacement de la section, celles de von Arlt à Vienne, de Secondi en Italie, de Critchett en Angleterre, qui, toutes, tendaient à l'abaissement de la ligne d'incision sur le sommet de la cornée et même plus bas, il n'eut pas le temps de connaître les changements plus profonds qui n'étaient pas moins que la négation de sa doctrine.

Il vivait encore, lorsque Kuchler, de Darmstadt,

s'éloignant de plus en plus des sections périphériques, se prononçait, au Congrès ophtalmologique de Paris en 1868, en faveur d'une extraction à petit lambeau dans le voisinage du diamètre transversal de la cornée. Après lui, LIEBREICH, dès 1870, abandonnait complètement les préceptes de de Græfe; il faisait l'extraction à travers une section de très petite courbure, occupant la partie supérieure de la cornée; la ponction et la contre-ponction empiétaient sur la sclérotique; il ne faisait pas d'iridectomie.

LEBRUN, pour éviter l'iridectomie, faisait également, vers la même époque, l'extraction avec un petit lambeau médian de 3 à 4 millimètres de hauteur, que Warlomont adoptait en le modifiant.

NOTTA, de Lisieux, en 1873, présentait à la Société de chirurgie un nouveau procédé qui n'était qu'un très petit lambeau supérieur sans iridectomie, se rapprochant du lambeau que pratiquait depuis plusieurs années Maurice Perrin qui, lui, avait conservé l'iridectomie partielle et ne réséquait que la portion de l'iris qui débordait le niveau de l'incision cornéenne.

Tous ces petits lambeaux médians ou voisins du diamètre transversal de la cornée (1) avaient l'immense tort, par la position vicieuse de leur cicatrice, de nuire considérablement au résultat terminal qui doit être le rétablissement le plus complet possible de la vision. Aussi leurs partisans furent rares et portèren peu d'ombrage à l'œuvre de de Græfe.

(1) Voir dans la thèse de Stœber fils et dans un mémoire de M. Monoyer sur une section quasi linéaire (1878) un tableau complet et instructif de toutes ces incisions.

M. de Wecker, en 1875, atteignit d'un coup plus sérieux l'extraction linéaire par le retour franc à la section à lambeau auquel il donnait 4 millimètres de hauteur, qu'il faisait périphérique, le plaçant à la limite du limbe scléro-cornéen. Il était engagé dans cette voie par l'emploi nouveau de l'éserine qui, tendant à supprimer les prolapsus de l'iris, devait rendre à l'extraction simple son rôle prépondérant. Plus tard, il modifia son lambeau, dut revenir à l'iridectomie pour l'abandonner presque définitivement dès 1884.

Dès 1878, notre maître, M. le professeur Gayet, abandonna l'extraction linéaire de de Græfe pour pratiquer une incision occupant le tiers supérieur de la cornée, sur le limbe. Il conservait alors l'iridectomie.

A 1882 commence ce que nous pourrions appeler la période contemporaine du retour à la méthode française. Ce retour vers de fâcheux errements, comme disait de Græfe, devait se prononcer encore avec la précieuse découverte de Kœller et la généralisation de l'emploi des antiseptiques dans l'extraction de la cataracte. Dans ces quatre dernières années nous verrons ce mouvement s'accentuer de plus en plus, tant en France qu'à l'étranger.

Le 22 novembre 1882, Galezowski faisait devant la Société de chirurgie une communication sur *la nécessité d'abandonner l'excision de l'iris dans l'extraction de la cataracte pour revenir à une extraction simple à lambeau modifié*. « Au lieu d'avoir, disait-il, un grand lambeau éloigné également de 2 millimètres sur tout son pourtour du bord sclérotical, je fais la ponction et la contre-ponction à la limite même scléro-cornéenne, mais le sommet du lambeau je le place à 2 millimètres du bord sclérotical. L'incision, par conséquent, toute entière, se trouve située dans la cornée. Par cette disposition de l'incision, le lambeau cornéen est plus long que l'ancien lambeau de Daviel et est moindre en hauteur ; la plaie a une forme demi-elliptique au lieu d'être demi-circulaire, et, par suite, la coaptation est plus facile et la cicatrisation plus rapide. » Ses idées sont reprises et développées dans la thèse de Sauvage, un de ses élèves (Paris 1883).

En avril 1883, Chavernac, d'Aix, fait paraître dans les *Annales d'oculistique* un travail sur le retour à la méthode de Daviel dans lequel on lit : « Je le répète en toute franchise, de tous les procédés que j'ai mis en usage, aucun ne m'a donné de résultat aussi brillant sous le rapport de la vision que le procédé de Daviel ; au point de vue opératoire, ses résultats peuvent supporter la comparaison avec les autres. Aussi n'ai-je pas hésité à l'adopter de nouveau, avec la ferme intention de ne plus lui faire d'infidélité, n'étaient les contre-indications, car, suivant la remarque judicieuse du regretté Critchett, il serait contraire à la sagesse de se restreindre à un seul procédé d'extraction de la cataracte. » Mais il s'écarte de la méthode française dont la caractéristique est de respecter l'iris, en recommandant un procédé d'iridectomie dont il signale les avantages : absence d'enclavement de l'iris ou de la capsule, issue facile du cristallin et de ses débris, coaptation exacte du lambeau, etc.

Un des premiers avantages constatés avec l'extraction linéaire avait été la diminution des suppurations, qui de 10 et souvent plus avaient été réduites à 5 et même

3 %. Ces résultats heureux étaient dûs, croyait-on, à ce que la section avait été placée dans un terrain plus vasculaire. De Wecker, dans différents mémoires sur l'extraction simple (1884-85), rappelle que nos connaissances actuelles ont démontré l'erreur de ce raisonnement. Si les suppurations étaient moindres, dit-il, c'est que l'infection avait moins de prise sur une plaie exactement coaptée. Et, ajoute-t-il, à égale coaptation les plaies franchement cornéennes se ferment grâce à l'insinuation de l'épithélium bourgeonnant bien plus promptement que celles voisines de la sclérotique et situées dans les parties non transparentes de la cornée. En outre, les prétendus avantages de l'iridectomie au point de vue antiphlogistique sont nuls; toute complication est dûe à l'infection de la plaie. En conséquence, il se prononce pour un petit lambeau occupant exactement le tiers supérieur de la cornée et se limitant à la partie transparente de cette membrane. Ce retour à la méthode française n'était pas un retour au vrai lambeau de Daviel, mais à celui d'un de ses successeurs : Santerelli, élève de l'école de Vienne, avait déjà, en 1795, recommandé cette incision qu'il pratiquait avec la pique creuse.

Galezowski présente, devant la Société française d'Ophtalmologie réunie à Paris en janvier 1885, une heureuse statistique de 486 cas d'extraction à lambeau sans iridectomie avec 437 succès complets; il rappelle les limites de son incision qui siège à 2 millimètres du limbe scléro-cornéen dans le but d'éviter la hernie de l'iris.

Au premier Congrès français de chirurgie tenu en avril de la même année, M. le professeur Panas revient ouvertement à la méthode de Daviel qui, pour lui, n'offre que des avantages. L'issue du vitré est plus rare, l'iritis moins à craindre; l'iris intact empêche la propagation de l'inflammation tant du côté de la cornée que vers les parties profondes; l'enclavement de la cristalloïde antérieure dans la plaie devient impossible; enfin, l'acuité est meilleure. Il évite les hernies de l'iris en taillant des lambeaux suffisants; son incision occupe les 2/5 de la cornée. Si, malgré cette précaution, la hernie se présente. il en est quitte pour pratiquer l'iridectomie secondaire. Il développe les mêmes idées dans un travail des *Archives d'Ophtalmologie* (1885) où il explique pourquoi il porte son incision jusque dans le limbe scléro-cornéen, lequel, « en réunissant la vitalité du tissu propre de la cornée à la résistance antisuppurative de la sclérotique, constitue le terrain de choix pour l'opération de la cataracte. »

Ces diverses tentatives, auxquelles venaient s'associer les maîtres de la science, pour faire renaître l'ancienne méthode française, ne pouvaient pas trouver indifférent notre maître, M. le professeur Gayet. L'Ecole lyonnaise se devait « d'étudier ce mouvement et de se rendre compte s'il obéissait à un courant raisonnable ou s'il n'était que l'expression d'une espèce de mode. » Dès 1885, M. Gayet revenait à l'extraction à lambeau sans iridectomie. En mai, il publie le résultat de ses premières recherches basé sur une série de 150 opérations. « Trois choses autorisent, dit-il, les tentatives de restauration de la méthode française, les pansements antiseptiques, l'éserine et la cocaïne. » Il met les opérateurs en garde contre la fréquence des enclavements iriens; mais, ajoute-t-il,

« grâce à la cocaïne au moment de l'opération et à l'ésérine pendant les jours suivants, cette complication nous semble réduite à une proportion assez minime pour ne pas empêcher le retour à la méthode française..... Les deux méthodes, dit-il en terminant, se valent à peu de chose près au point de vue de la difficulté opératoire, des suites et complications immédiates, et du résultat optique des premiers jours. » Ces conclusions se retrouvent plus réservées encore dans la thèse de Cuche, un de ses élèves (1886), qui se termine ainsi : « les enclavements (dans la méthode française) sont beaucoup plus nombreux, l'astigmatisme est d'un nombre double de dioptries. Si nous voulions faire une balance exacte, nous pourrions annuler les enclavements plus nombreux qui font partie du passif par la rareté des issues du vitré qui sont de l'actif, et il nous resterait encore au passif l'astigmatisme qui est considérable et les déplacements de la pupille qui sont très nombreux. » Mais l'opinion de notre maître, qui, à ce moment-là déjà, n'était nullement hostile à la méthode française, devait, dans la suite, se prononcer plus favorablement encore pour l'abandon de l'iridectomie, surtout depuis l'emploi des lavages intra-oculaires, tels qu'il les exécute actuellement.

Warlomont, dans le mémoire que nous avons souvent cité (1886), se déclare hautement partisan de la méthode française ; et, rappelant la phrase connue de de Wecker sur l'œuvre de de Græfe : « Bientôt il ne restera plus que le couteau », il ajoute : « Nous en sommes là, ou bien près d'y être. Peut-être même M. de Wecker est-il déjà débordé ? Il nous revient en effet de divers côtés à la fois que le couteau triangulaire est déjà sorti de bien des trousses d'où on l'a vu jaillir, à peine la boîte ouverte. Il ne reste plus qu'à le dérouiller et à s'y refaire la main. Après un exil de vingt ans, sa réapparition à la grande lumière du jour est dans la logique de la situation... A l'œuvre donc et que finisse l'éclipse infligée aux mânes de Daviel dont la gloire, ainsi rajeunie, n'en ressortira que plus radieuse. »

ABADIE soutient devant la Société française d'ophtalmologie (avril 1886) qu'on ne doit pas hésiter à adopter l'extraction sans iridectomie comme l'opération parfaite, au point de vue optique comme au point de vue cosmétique. Au deuxième Congrès français de chirurgie tenu à Paris en octobre de la même année, il est plus explicite encore : « il faut revenir à la méthode française, parce que les découvertes thérapeutiques récentes ont permis de triompher des principales complications inhérentes à l'opération de Daviel : les lavages antiseptiques éviteront la suppuration du lambeau ; l'anesthésie par la cocaïne facilitera les manœuvres d'expulsion du cristallin et de réduction de l'iris ; l'ésérine en pommade ou en injection intra-oculaire maintiendra l'iris réduit et s'opposera aux prolapsus. Dès lors dans les cataractes simples, il y a tout avantage à ne pas mutiler l'iris et à conserver une pupille intacte. L'extraction avec iridectomie sera réservée aux cataractes compliquées. »

SIMI, à l'hôpital de Lucques, CULBERTSON, en Amérique, suivent la méthode de Galezowski.

RENARD, dans sa thèse inaugurale (Nancy 1886), donne des conclusions favorables à la méthode française.

M. MEYER, au congrès d'Heidelberg 1887, expose sa ligne de conduite : il ne pratique l'iridectomie que quand, une fois le cristallin dehors, il voit l'iris tendre à se présenter à la plaie, la pupille prendre une forme ovale et se déplacer vers l'extérieur et qu'il redoute un enclavement ultérieur.

Au congrès international des Sciences médicales de Washington (1887 septembre), POWER, de Londres, dit qu'il a complètement abandonné l'iridectomie.

SCHWEIGER, de Berlin, en décembre 1887, fait paraître un travail sur le retour à la méthode à lambeau qu'il préconise, même pour l'instrumentation ; il veut qu'on se serve du couteau de Richter. Il maintient pourtant l'iridectomie pour certains cas spéciaux.

STEDMAN BULL, COPPEZ, de Bruxelles, SWAN BURNETT, apportent des statistiques favorables à l'extraction simple.

L'illustre ophtalmologiste de New-York, KNAPP, dans ses publications successives (1887-88) se convertit de plus en plus à l'abandon de l'iridectomie dans l'extraction.

Signalons diverses thèses récentes qui affirment ce mouvement presque universel en France : celles de VIAN, de CUISNIER, de BÊVÉRINI qui, partisans de la méthode de Daviel, reproduisent, développent les idées et préconisent les procédés particuliers de leurs maîtres, Galezowski, de Wecker, Abadie.

Enfin hier encore, au dernier congrès d'Heidelberg (1888), nous voyions nos maîtres soutenir de toute leur autorité et de leur longue expérience ce retour à la vieille méthode. « Les statistiques de jour en jour plus favorables, disait l'éminent rapporteur, M. le professeur GAYET, montrent que les 3/4 des opérés guérissent parfaitement sans brèche de l'iris avec une pupille parfaitement ronde et plus ou moins libre. Le quart restant, présentant environ partie égale d'enclavements et partie égale de pincements de l'iris aurait à coup sûr profité d'une iridectomie ; mais il est loin d'être irrémédiablement compromis, si une thérapeutique prudente et sage, faite surtout d'expectation, permet à l'accident de se réparer. Sauf une ou deux exceptions, il ne s'agit là que d'un peu de fatigue et d'inquiétude. Donc il n'y a pas de raison de sacrifier la grande majorité à une minorité en somme peu menacée et que nous restreindrons encore. »

Dans cette communication, M. Gayet trace les lignes de sa conduite : il place de préférence son incision dans le limbe cornéen ; le lambeau est proportionné au volume présumé de la cataracte et à sa réductibilité ; le lavage à grande eau, au moyen d'un jet dardé sur la plaie et tourbillonnant dans la chambre antérieure, a pour lui une importance primordiale. Si l'enclavement, dont il donne la pathogénie et le traitement, est l'accident de la méthode, il ne peut la décréditer.

Après lui, Schweiger, co-rapportenr, Knapp, Galezowski, de Wecker, fidèles à leurs travaux antérieurs, se rangent à la même doctrine. Le premier renouvelle son vœu de voir reprendre le couteau triangulaire, usité il y a une centaine d'années, et dont la forme était parfaitement adaptée à la fonction. Il va même plus loin et considère l'incision inférieure de la cornée comme très favorable.

Citons, pour terminer, une monographie toute récente sortie de la clinique de Lyon, celle de Berger, dont les conclusions sout favorables à la méthode française.

Je n'ai voulu, dans cet aperçu historique, que montrer l'évolution du mouvement qui, depuis plusieurs années, porte les chirurgiens à revenir à une méthode à qui l'on semblait reprocher une gloire de plus d'un siècle. La réaction contre l'affollement général qui avait entraîné les opérateurs à la suite de de Græfe, s'affirme de plus en plus, et c'est de France qu'a soufflé le premier vent d'orage. Le patriotisme aida-t-il à cette révolte, comme semble le croire Schweiger? Je ne sais. Mais c'est surtout l'observation des faits, des accidents consécutifs, des dangers inhérents à la méthode, qui prévint les ophtalmologistes contre l'extraction linéaire modifiée. De là à renverser l'idole il n'y avait qu'un pas : ce furent nos maîtres qui le franchirent.

Je n'ai pu qu'effleurer et indiquer les reproches adressés de tous côtés à la doctrine de l'illustre ophtalmologiste de Berlin. D'autres, avant nous, dans une critique sévère appuyée sur de nombreuses observations, ont décrit les inconvénients que l'on devait rattacher tant à l'incision linéaire qu'à l'iridectomie. Je n'en retiendrai qu'un seul, mais qui est capital, car il amène après lui toutes ces inflammations aiguës ou chroniques de la région ciliaire dont l'aboutissant est parfois la panophtalmite, l'atrophie du globe (quand il ne faut pas déplorer des accidents sympathiques !), je veux parler des enclavements iridiens dans la plaie. « Une des raisons principales qui ont fait abandonner l'extraction linéaire de de Græfe, dit M. Gayet (1), c'est l'enclavement de l'iris dans les angles de la plaie. » Est-ce à dire que cet accident soit rare dans

1. Gayet : De l'anesthésie en oculistique (*Archives d'ophtalmologie*, 1884).

la méthode française ? C'est le point dont je veux m'occuper dans ce travail.

L'*enclavement* est une complication commune aux deux méthodes, importante et par sa pathogénie et par ses symptômes souvent si bénins, d'autres fois suivis d'effets si redoutables, importante surtout par les moyens qui peuvent la prévenir ou la combattre lorsqu'elle existe. J'aurai fait comprendre toute ma pensée lorsque j'aurai dit que dans l'enclavement réside tout l'avenir de l'extraction de la cataracte, et que celui qui, trouvant la vraie cause initiale de cet accident, indiquerait la méthode ou le procédé qui en préserverait, celui-là, dis-je, illustrerait à jamais son nom par une de ces découvertes qui font le plus d'honneur au génie de leur auteur et rendent le plus de services à l'humanité. Je laisse à d'autres cette ambition ; mon but est plus modeste.

Je ne veux et ne puis dans ce travail que présenter une étude restreinte de l'enclavement. Je ferai d'abord l'histoire des recherches et des publications inspirées par cet accident. J'essaierai de définir ce qu'il faut entendre par enclavement. Je montrerai le degré de fréquence de cette complication, puis je déterminerai les causes qui semblent la provoquer ou la favoriser. Enfin de cet essai de pathogénie je déduirai des conséquences pratiques sur les moyens qui peuvent le mieux nous préserver de cet accident de l'extraction. Un index bibliographique placé à la suite donnera les noms et les publications des auteurs que nous aurons cités.

Nous avons puisé les éléments de notre travail à diverses sources. Les enclavements iriens et capsulaires après l'extraction avec iridectomie ont été, à maintes reprises, étudiés par nos devanciers; nous leur avons fait de larges emprunts. D'un autre côté, M. Gayet a bien voulu nous autoriser à parcourir la riche collection des Observations de la Clinique Ophtalmologique de Lyon recueillies depuis 1878; nous en avons noté tous les cas d'enclavements consécutifs tant à la méthode de de Græfe classique qu'au procédé de M. Gayet et qu'à la méthode française dont la réapparition date ici de 1885. Ce sont principalement les opérations de cataracte pratiquées dans l'année 1888 qui ont servi de base à notre étude. Ces observations nous paraissent réunir toutes les conditions d'exactitude désirables: prises par le personnel du service, elles sont examinées ou rectifiées par le professeur avant l'opération; c'est notre maître qui fait relater lui-même les divers incidents de l'acte opératoire, et noter, les jours suivants, ce qu'il constate à chaque pansement. Enfin, c'est notre ami, le docteur Porteret, qui, alors qu'il remplissait dans le service les fonctions de Chef de Clinique, a examiné lui-même les opérés à leur sortie de l'hôpital, noté l'aspect extérieur de la plaie, l'état de la pupille irienne ou capsulaire, l'existence de l'enclavement, la présence des débris, etc.; et tous ceux qui, avant nous, ont fait dans le service des recherches sur la cataracte, ont pu apprécier, comme moi, la valeur et la perfection de ses examens si complets ainsi que la complaisance inestimable qu'il met toujours à vous aider de ses précieux conseils.

M. le professeur Gayet nous a facilité notre tâche en

mettant à notre disposition les riches matériaux de sa Clinique, et en nous autorisant à compléter nos recherches dans sa remarquable collection de thèses d'oculistique. Il a bien voulu nous faire l'honneur d'accepter la présidence de notre thèse. Nous sommes heureux d'exprimer ici à notre Maître tous nos remerciements ainsi que notre profonde gratitude pour la bienveillance qu'il a mise à nous enseigner l'ophtalmologie pendant notre internat.

CHAPITRE PREMIER

HISTORIQUE DE L'ENCLAVEMENT

Les anciens traitements de la cataracte, la discision, l'abaissement, la réclinaison, n'existent plus maintenant qu'à l'état de souvenir. Daviel, en faisant de l'extraction, pratiquée fortuitement avant lui par Pourfour du Petit, Saint-Yves, Duddel, la véritable méthode générale de traitement (1748), les a à jamais relégués dans le passé. La méthode était à peine connue et pratiquée que déjà ses premiers partisans y apportaient des modifications successives : dès le début, ils avaient à tenir compte d'accidents inhérents au grand lambeau, tels que l'enclavement de l'iris. Cette complication préoccupait déjà à ce moment les ophtalmologistes. C'est elle qui devait amener plus tard tant de désertions dans les rangs de l'école de de Græfe. C'est elle qui, de nos jours, est un des problèmes les plus obscurs de l'oculistique. Et pourtant, parmi les auteurs qui, depuis l'origine de la méthode, ont traité de l'extraction de la cataracte, parmi les opérateurs habiles à manier le couteau de Daviel ou celui de de Græfe, en est-il un seul qui ait négligé cet accident ? Tous en parlent : les uns, pour en indiquer les causes, les autres pour en décrire les conséquences, d'autres enfin, pour en donner un traitement ou vanter le procédé, l'incision, le lambeau qui doit infailliblement en préserver. Mais j'ai vainement cherché dans la littérature française et étrangère un travail d'ensemble sur l'enclavement où serait expliquée sa vraie cause pathogénique : à ma connaissance du moins, cette étude est encore à faire.

Voyons donc, dans un rapide résumé, les travaux et les idées que cette complication a suggérés aux ophtalmologistes depuis près d'un siècle et demi. Je proposerai de suivre, pour cet aperçu historique, l'évolution de l'extraction de la cataracte elle-même, et de le diviser en trois périodes : la première, la plus longue, que j'appellerai *période de Daviel*, comprendra toutes les modifications de ses successeurs et s'étendra jusqu'à l'apparition de l'extraction linéaire modifiée comme méthode générale ; la seconde ou *période de de Grœfe ;* enfin, la troisième, ou *période contemporaine*, période du retour à la méthode française : je la ferai débuter aux nouveaux travaux de M. de Wecker sur la question qui nous occupe (1879).

I. — **Période de Daviel.** — Richter et Beer, Sichel, Mackenzie, Jacobson, Fano, etc.

Il est intéressant de rappeler ce que pensait Daniel de cet accident de sa méthode. « Quand l'iris forme staphylôme, si c'est au moment de l'opération, et tant qu'il n'a point formé d'adhérence, il sera aisé de le réduire; s'il en est contracté, on viendra à bout de le dissiper avec les collyres dessicatifs et il n'en résultera qu'une difformité dans la prunelle. » On voit qu'il n'est question ni des difficultés de réduction de l'iris avec une plaie aussi grande, ni de l'ablation des prolapsus ultérieurs.

Dans le but d'éviter les enclavements de l'iris. RICHTER, de Gœttingen (1773), et BEER, professeur à Vienne, presque contemporains de Daviel, avaient déjà modifié les dimensions et le siège du lambeau : il n'occupait plus que la moitié inférieure de la cornée, l'incision était placée à une ligne au dessus du limbe.

Les modifications successives de BEER, SANTERELLI (1795), JŒGER (1825), GUÉPIN, de Nantes (1841), BLASIUS, professeur à l'Université de Halle, MACKENZIE, JOHN SCOTT, et de bien d'autres, furent certainement inspirées en grande partie par la même considération.

SANSON, dans son article « Cataracte « du *Dictionnaire de médecine et de chirurgie pratiques* (Paris, 1830), à propos de la complication qui nous occupe, s'exprime ainsi : » La hernie de l'iris se présente aussi quelquefois comme accident de l'opération de la cataracte par la méthode de l'extraction. Elle ne survient qu'au moment où l'opération vient d'être terminée, et dépend ordinairement de ce que l'iris a été fatigué par les tiraillements exercés sur lui pour détacher une cataracte adhérente, ou distendu par une cataracte volumineuse. Il faut y remédier en repoussant sur-le-champ l'iris avec la curette ou le stylet mousse, et en faisant ensuite tenir le malade couché à la renverse, jusqu'à ce que les lèvres de la plaie de la cornée soient agglutinées. Il faut surtout procéder promptement à cette réduction, car les adhérences ne tardent pas à s'établir, et elle devient ensuite plus difficile; lors même qu'il ne surviendrait pas une inflammation assez violente pour entraîner la cécité, la pupille resterait déformée et la vision plus ou moins gênée. »

Pour J. Cloquet et A. Bérard (1) l'accident peut se produire pendant l'opération ou dans les jours qui la suivent; leur traitement offre plus de ressources: c'est ainsi qu'ils recommandent les frictions sur la paupière supérieure, les manœuvres avec la curette ou le stylet, et, en cas d'adhérences établies entre la membrane herniée et les bords de la plaie, la cautérisation ou l'excision.

J. Sichel (2) attribue à tout effort la cause occasionnelle de l'enclavement. Il en donne les symptômes: photopsie, sensation de corps étranger, sensibilité extrême de l'œil. Une section dans le limbe scléro-cornéen est une cause éminemment prédisposante, car, dit-il « il ne reste plus alors un rebord saillant de la cornée qui puisse servir pour ainsi dire d'appui à l'iris. Cette dernière membrane, manquant aussi de soutien, se fait facilement jour à travers les bords de la plaie. » Pour la même raison il repousse l'emploi de la belladone qui porte l'iris vers l'endroit où il manque d'appui. N'est-ce pas là tout le raisonnement qui devait créer le procédé de Galezowski ? Sichel conseille ensuite de combattre d'abord l'inflammation avant de songer au traitement

(1) Cloquet et Bérard, article Cataracte in *Dictionnaire de médecine ou Répertoire général des sciences médicales*. Paris 1834.

(2) Sichel. *Traité de l'Ophthalmie, la cataracte et l'amaurose, pour servir de supplément au traité des maladies des yeux de Weller*. Paris 1837.

du staphylôme pour lequel il préconise la cautérisation et surtout l'excision à l'aide de ciseaux courbes ou l'incision à la lancette. Le premier il institue le *bandeau compressif* qui a pour but de prévenir le prolapsus de l'iris et de protéger efficacement la cornée.

Chelius (1) est très bref sur la procidence de l'iris : des causes banales, efforts, agitation du malade. des symptômes, douleurs gravatives, photophobie, larmoiement, les résultats ultérieurs, large cicatrice opaque de la cornée, déformation de la pupille, comme traitement des manœuvres de réduction avec les paupières, voilà tout ce qu'il signale.

Mackensie (2) tout en reconnaissant l'influence des efforts et du traumatisme, fait une large part dans l'étiologie à l'inflammation primitive de la cornée et de l'intérieur de l'œil. Si une incision trop rapprochée de la sclérotique favorise l'enclavement, il paraît être bien plus souvent la conséquence d'une section trop petite de la cornée qui a exigé que le cristallin fût expulsé de l'œil par une forte pression. Comme traitement il recommande l'excision ; mais il attache une grande importance à la thérapeutique générale, visant les symptômes inflammatoires. Les conséquences inévitables de l'enclavement, large cicatrice, déviation et déformation de la pupille nécessitant une iridectomie secondaire, ne lui ont pas échappé.

Desmarres (3) signale parmi les accidents consécutifs

(1) Chelius (Maximilien Joseph). — *Traité pratique d'Ophthamologie*, traduit par Ruef et Deyber. 1839.

(2) Mackensie. *Traité des maladies des yeux*, traduit par Laugier et Richelot. 1844.

(3) L. A. Desmarres. — *Traité théorique et pratique des maladies des yeux* 1847.

possibles, d'abord l'étranglement et la destruction de la partie procidée, puis l'inflammation de la plaie, et très souvent la perte de l'œil. Pour les éviter, il conseille de se hâter de réduire la hernie. Pour cela, on a à sa disposition les frictions de A. Cooper sur la paupière supérieure suivies de l'action subite de la lumière, les manœuvres avec la curette, le rapprochement des paupières et leur fixation pendant un quart d'heure avec des bandelettes de taffetas d'Angleterre, et, si tout cela ne réussit pas, il recommande l'excision avec des ciseaux courbes. Décrivant les symptômes, il fait un tableau de l'étal général qui nous a paru bien exagéré : céphalalgie, fièvre, agitation, haleine fétide, langue saburrale, et termine en distinguant la douleur subite de l'enclavement irien, douleur aigüe avec élancements très vifs sur le trajet du frontal, de la douleur plus sourde et profonde de l'inflammation de l'iris. C'est lui qui imagina de prolonger l'incision jusque sous la conjonctive, et de laisser un petit pont conjonctival qui, s'accolant très vite, devait tenir les bords de la plaie rapprochés et en activer la cicatrisation, d'où moindre fréquence des prolapsus de l'iris ; si néanmoins ils se produisaient, la situation, la forme de l'incision, son étroitesse au sommet devaient en restreindre le volume.

Plus tard, Mooren (1862), Jacobson (1863), n'hésitèrent pas, pour éviter l'enclavement, à pratiquer l'iridectomie. Ce dernier surtout, dont l'incision très périphérique exposait davantage à cet accident, y remédiait par de larges iridectomies. C'était aussi la conduite de de Græfe, alors qu'il opérait avec le lambeau.

Pour clore cette première période de l'histoire de l'enclavement, je citerai FANO, qui, dans son *traité des maladies des yeux* (1866), à propos de cette complication, signale des conséquences ultérieures variables, des phlegmasies graves se propageant au globe et pouvant compromettre la vision, d'autres fois de simples déviations de la pupille. Rien de particulier dans les symptômes et le traitement : il met en garde contre l'instillation de l'atropine qui a pour effet d'augmenter le prolapsus.

II. — Période de de Græfe. — CRITCHETT, GRAND, WARLOMONT ETC., ETC.

Nous avons vu que les premiers succès de l'extraction linéaire modifiée avaient été bientôt ternis par l'apparition des accidents provoqués par ces petits points d'iris si fréquemment engagés dans les angles de la plaie et qui paraissaient devoir être si inoffensifs. DE GRÆFE l'avouait lui-même lorsqu'au Congrès international de 1867, il disait : « il n'est pas possible d'éviter toujours, et surtout dans les yeux relativement durs, l'enclavement de l'iris dans les angles de la plaie. La seule règle que j'aurai à donner à cet égard, c'est d'exciser l'iris bien complètement et bien profondément, pour ainsi dire, dans l'épaisseur même du canal de la plaie. » Pour cela, il ne craignait pas d'exercer une certaine traction sur ce diaphragme. M. Meyer, au dernier congrès d'Heidelberg (1888), rappelait cette parole du maître de Berlin : « Chaque œil qui renferme une synéchie antérieure contient un *damnum permanens* dont on ne peut prédire les conséquences. » Mais cela n'est-il pas plus vrai des petits enclavements dans les angles de la cicatrice ?

Critchett avait bien vu que les enclavements de l'iris tenaient à l'incision un peu trop périphérique, et que la tendance de l'iris à s'engager dans les lèvres de la plaie est beaucoup moindre quand la plus grande portion de l'incision est faite dans la cornée. Il fut ainsi amené à abaisser la section de de Græfe.

Toutes les monographies inspirées depuis cette époque par l'extraction linéaire modifiée font mention de l'enclavement.

Hyades, dans une thèse (Montpellier 1870) suggérée par le Dr Emile Martin, directeur de l'Institut Ophtalmologique de Marseille, étudie la hernie de l'iris dans les deux méthodes. Consécutive à l'extraction à lambeau, il la rapporte plutôt à une inflammation de la cornée ou des membranes profondes qu'au traumatisme. Les conséquences sont une cicatrice large, opaque, et la déformation de la pupille ; dans quelques cas plus malheureux l'inflammation est si intense et la durée si longue que les vaisseaux de l'œil deviennent variqueux et la rétine insensible avant même que la plaie soit cicatrisée. Les petits enclavements qui se produisent dans la cicatrice de l'extraction linéaire modifiée sont passibles de l'excision, des manœuvres de la curette, de légères frictions. L'auteur recommande tout particulièrement l'emploi du bandeau compressif et met en garde contre les dangers de la cautérisation. Le seul moyen de les prévenir est de pratiquer, comme de Græfe, l'iridectomie avec beaucoup de soin, par des excisions multiples et complètes. Il admet l'action indéniable de la situation aussi périphérique de la plaie. et a bien vu les accidents consécutifs : suppuration, iritis séreuse et exagération glaucômateuse de la tension intra-oculaire.

Les conclusions de Gomès (1) sont à peu près identiques. Il insiste sur les instillations d'atropine et sur l'emploi du bandeau compressif qui empêche presque toujours la production de l'enclavement.

Pomier (1870) vante les avantages de l'iridectomie ; elle restera toujours, comme une nécessité, ne fût-ce que pour éviter la procidence de l'iris consécutive aux larges plaies scléroticales et qui amène ces cicatrices cystoïdes vicieuses, source parfois de graves complications.

Dans sa thèse (Montpellier 1871), Mesguen préconise l'extraction linéaire combinée, et, parmi les reproches qu'il adresse à la méthode de Daviel, il signale des accidents inhérents à l'opération qui ne sont que trop redoutables et trop fréquents et amènent parfois la perte complète de l'œil, tels sont la suppuration du lambeau, la blessure et la hernie de l'iris.

Gros (1872), parmi les accidents compliquant la méthode de de Græfe, signale l'enclavement de l'iris et ses conséquences : déviation de la pupille, tiraillements incessants donnant lieu à des douleurs ciliaires, à de l'iritis, et quelquefois à un glaucôme consécutif. Il le traite par l'excision.

Ch. Taylor, de Nottingham, proposait, au Congrès international tenu à Londres en 1872, un procédé assez compliqué qui devait empêcher le prolapsus après l'extraction : il consistait dans l'excision d'une petite portion d'iris aussi près que possible de son insertion périphérique.

« L'extraction de la cataracte par le procédé de Daviel,

(1) Gomès (Raimond). *Du traitement de la cataracte par l'extraction linéaire modifiée*, procédé de de Grœfe. *Thèse*, Montpellier, 1870.

dit BARQUISSAU (*Thèse*, Montpellier 1873), produit souvent aussi le prolapsus de l'iris. Sans entrer dans les symptômes caractéristiques de la hernie irienne, nous pouvons dire cependant que quelquefois l'inflammation qui débute par les parties étranglées peut se propager au reste de l'iris, envahir la choroïde, et ainsi se déclare une irido-choroïdite, dont aucune médication souvent ne peut entraver le progrès. Même dans les cas favorables, le prolapsus de l'iris a pour conséquences inévitables une cicatrisation plus lente des lèvres de la plaie, une déformation par adhérence de la pupille à la cornée, quelquefois même la pupille est tellement attirée vers la cicatrice qu'elle se trouve complètement cachée derrière elle. » Il signale aussi le même accident après l'extraction de de Græfe.

Les procédés de Küchler, Liebreich, Notta, Lebrun, ne mettent pas non plus à l'abri de la procidence irienne.

C'est vers cette époque, en mai 1873, que M. GAYET, tant pour éviter l'enclavement de la capsule fréquent avec l'extraction linéaire que pour parer à la diffusion des masses corticales dans la chambre antérieure, proposait un nouveau genre de discision de la capsule qu'il appela *discision équatoriale*. Cette méthode ne réalisant pas l'espoir de son auteur fut abandonnée par lui. Elle devait plus tard faire l'objet de la thèse inaugurale d'un de ses élèves, Quioc (1879), et être reprise par Knapp qui la présentait au Congrès de Londres (août 1881) comme méthode nouvelle sous le nom de *cystitomie périphérique*.

GRAND fait le procès de la méthode de Daviel à qui il

reproche le prolapsus de l'iris comme un des accidents les plus sérieux dont la conséquence est quelquefois la suppuration et la perte de l'organe. L'inflammation primitive a pour lui une grande part dans sa production. Les procédés de de Græfe, Critchett en diminuent il est vrai la fréquence, mais les résultats n'en sont pas moins graves, surtout dans la période de cicatrisation, à cause de la déformation de plus en plus grande de la pupille par rétraction cicatricielle.

Le Professeur von Hasner (1) pense diminuer certaines complications, comme la hernie de l'iris, en prolongeant le lambeau jusque sous la conjonctive, et en laissant subsister à sa partie interne un pont de deux à trois lignes de largeur destiné à favoriser l'agglutination rapide des lèvres de l'ouverture cornéenne en prévenant leur écartement.

A. Desmarres fils, dans ses *Leçons Cliniques* (1873), signale une particularité de l'enclavement à savoir : l'avortement de suppuration de la plaie quand la hernie irienne survient. L'explication qu'il en donne est assez obscure : il pense que le maléfice traumatique est déplacé et se porte sur la hernie au lieu de rester aux lèvres de la plaie. Ne faut-il pas mieux voir dans ce fait l'influence de la détente de l'œil par l'issue de l'humeur aqueuse qui précède celle de l'iris.

Warlomont, dans son article « Cataracte » du *Dictionnaire Encyclopédique* (1873), distingue, dans l'extraction à lambeau, la hernie de l'iris pendant l'opération pour laquelle, sans hésiter, il recommande l'excision, et la procidence qui se produit une fois l'opération

(1) Von Hasner, de Prague. *Die subkonjunktivalextration. Wiener med. Wochenschrift*, 1873.

terminée, qui nécessite pour sa réduction soit des frictions légères et l'exposition brusque à la lumière, soit les manœuvres à l'aide d'une spatule, soit une ponction pour faire écouler l'humeur aqueuse, soit enfin, si la hernie refuse d'entrer, une iridectomie comprenant toute la partie prolabée de la membrane irienne. Elle laisse après elle, il est vrai, une pupille déformée, mais la hernie de l'iris aboutit au même résultat, et entraîne de plus d'autres conséquences bien autrement fâcheuses. Quant au prolapsus qui se produit vers le troisième ou quatrième jour après l'opération, il le rapporte bien plutôt à une inflammation de la cornée ou des parties internes de l'œil qu'à une cause mécanique. Il en décrit les symptômes et le traite par des cautérisations successives, la ponction, ou l'excision. Il prescrit un traitement spécial, purgatifs, calomel, opium, contre l'inflammation, n'emploie la belladone que lorsque la hernie est devenue adhérente aux lèvres de l'incision, et préconise hautement le bandeau compressif de Sichel et de de Græfe méthodiquement appliqué et longtemps continué. Il signale en terminant les conséquences de l'enclavement : le tiraillement de la pupille, l'inflammation intense et étendue pouvant aboutir à l'insensibilité de la rétine; quelquefois la portion avoisinante de la sclérotique devient saillante, staphylômateuse, l'œil reste pour toujours déformé, irritable ou amaurotique, et tout est perdu.

C'est pour éviter ces accidents que, dans un mémoire paru dans la *Gazette hebdomadaire* de la même année, il donne la description de son procédé d'extraction de la cataracte, qui n'est qu'une correction de celui de Lebrun. Par son incision, qui est faite sur la circonférence du limbe à 1 millimètre au dessous du diamètre horizontal, et dont le sommet se termine à l'union du tiers moyen avec le tiers supérieur de la cornée, les lèvres de la plaie ne sont biseautées que près de ses extrémités et l'imbrication qui en résulte empêche l'enclavement de l'iris. La partie moyenne de l'incision répondant au bord de la pupille, l'iris ne peut pas non plus s'y engager. Il insiste sur les différences de son procédé et de celui de Liebreich dont l'incision empiète de chaque côté sur la sclérotique, se rapprochant ainsi du corps ciliaire, et a sa partie moyenne au niveau du plan de l'iris qui peut s'y enclaver.

Charles Roux, dans sa thèse inaugurale (Montpellier, 1878), essaye de défendre le procédé de Notta et d'atténuer le reproche qu'on lui faisait de prédisposer à l'enclavement de l'iris dans la plaie.

Je pourrai résumer cette période de mon historique en rappelant ce que disait, vers 1876, Otto Becker, à savoir qu'il n'y avait presque pas d'œil opéré par la méthode de de Græfe qui ne présentât un enclavement.

III. — **Période contemporaine.** — De Wecker, Panas, Abadie, Gayet, etc.

Les reproches adressés à l'extraction linéaire modifiée étaient presque unanimes en ce qui concerne l'enclavement dans les angles de la plaie, et les accidents redoutables consécutifs à cette complication, dont les opérateurs avaient été maintes fois témoins, commençaient à jeter sur la méthode un discrédit qui devait se prononcer encore dans ces dix dernières années. Jusqu'alors on n'avait fait que les signaler et les constater; on parlait bien de tiraillements de l'iris, de la région ciliaire, de propagation de l'inflammation. Mais il était réservé à notre époque d'étudier à fond la marche et la cause des accidents, d'en décrire nettement les symptômes, de les différencier suivant les cas, et de voir surgir des traitements nouveaux à leur opposer. C'est encore là une œuvre toute française à laquelle sont attachés les noms de de Wecker, d'Abadie et de leurs élèves.

Nous pouvons ouvrir cette période par la thèse de Fortis (Paris 1877) qui est consacrée à l'enclavement de la capsule après l'extraction par les nouveaux procédés. C'est la première fois dans notre historique que cette complication fait l'objet d'une monographie spéciale. L'auteur en donne les symptômes : phénomènes, surtout douloureux au début, suivis des accidents inflammatoires de l'irido-cyclite, et dont la caractéristique serait l'apparition relativement tardive, 7, 8 jours et même plus après l'opération, existence de brides capsulaires déformant la pupille. Ce retard dans l'apparition des phénomènes est pour lui un bon signe de diagnostic différentiel avec l'enclavement de l'iris qui détermine des accidents très peu de temps après l'opération.

La même année paraissait la thèse de Cuisnier. Il signale toute la gravité des enclavements de l'extraction combinée, et en présence des ophtalmies sympathiques, des cyclites, du phlegmon de l'œil qu'ils amènent souvent à leur suite, il conclut qu'il n'est plus permis de reconnaître à l'opération qui les produit une innocuité complète. Par contre, il montre le peu de fréquence des prolapsus iriens après la méthode à lambeau périphérique de de

Wecker, grâce à l'emploi rationnel de l'ésérine. Il tient un grand compte de la tension intraoculaire primitive qui met l'œil dans les conditions les plus aptes à souffrir d'un enclavement après l'opération. Dans ce cas il le soumet à l'extraction combinée.

J'arrive à M. DE WECKER. Sa part est immense dans l'histoire de l'enclavement. Plusieurs années auparavant, dans son *Traité des maladies des yeux*, il n'avait fait que signaler les complications inhérentes à ce danger de la méthode de de Græfe. Mais en 1879, dans son *Traité de thérapeutique oculaire*, il pose les bases de sa conception nouvelle et enseigne que les conséquences de l'enclavement sont tout différentes suivant la méthode d'extraction et suivant le point enclavé. Ce sont les idées qu'il devait plus tard si admirablement développer, particulièrement dans son *Traité d'ophtalmologie*. Je ne puis résister au désir de citer ces lignes qui sont tout en faveur de la thèse que nous soutenons; il veut qu'on revienne à une incision à petit lambeau exclusivement cornéen, qu'on abandonne la sclérotique et il ajoute : « Il y a encore à noter que plus les enclavements de l'iris ou de la capsule se font près du corps ciliaire, plus ils exposent par la traction ainsi exercée à un détachement partiel de cette importante portion de l'œil et à des irritations sympathiques. Le danger est incontestablement plus grand pour une pareille transmission de l'inflammation dans les cas où, suivant de Græfe, on s'efforce d'arriver à un maximum de linéarité de la section, que lorsqu'on procédait aux anciennes sections à lambeau, en restant à une certaine distance du bord cornéen. Et pourtant ici les enclavements de l'iris ne faisaient nullement défaut, mais la traction ne se communiquait pas aussi directement au corps ciliaire, et le danger des enclavements de la capsule, lorsqu'on conservait l'iris intact, était bien moins marqué. »

Casabianca (1881), à propos des enclavements iriens consécutifs à l'extraction simple, reconnaît leur singulière prédisposition aux attaques plus ou moins tardives de glaucôme, et conseille leur excision.

Chavernac, dans le mémoire que j'ai déjà cité (1883), pense « qu'il est impossible dans le procédé de Daviel d'éviter la hernie de l'iris au moment de l'expulsion du cristallin, à moins que celui-ci violemment poussé par la contraction musculaire ne trouve un diaphragme très élastique et très complaisant qui rentrera de lui-même après le passage de la lentille, ce qui est assez rare. Généralement l'iris propulsé reste hernié. » Il indique avec quelles précautions minutieuses l'opérateur doit faire rentrer l'iris pour prévenir l'enclavement consécutif qui, outre un certain degré d'astigmatisme, peut engendrer des inflammations graves de cette membrane ou des organes voisins. Et c'est justement pour éviter cette hernie qu'il recommande un procédé particulier d'iridotomie.

Sauvage montre dans sa thèse toute la gravité et la fréquence des inflammations et des ophtalmies sympathiques consécutives aux enclavements iriens ou capsulaires de la méthode de de Græfe. Dans l'extraction simple au contraire (procédé de Galezowski), le diaphragme irien soutenu par le rebord cornéen a moins de tendance à s'engager dans la plaie, et l'ésérine diminue encore la possibilité de cet accident, sans toutefois l'empêcher toujours, car, dit-il, « cette complication se trouve parfois intimement liée à certaines dispositions organiques particulières qu'il n'est pas plus possible de prévoir à l'avance qu'il n'est en notre pouvoir de leur porter ensuite un remède efficace. » La cause occasionnelle de la procidence réside le plus souvent dans l'indocilité du malade.

Pour M. Gayet, l'extraction linéaire est, au premier chef, passible du reproche d'amener des enclavements iriens à sa suite. Dans un travail sur l'*Anesthésie en oculistique* de 1884 que j'ai déjà cité, il constate la tendance invincible de la membrane à se plisser et à se tasser vers les extrémités de la plaie, où la moindre poussée consécutive la forcera bientôt à s'engager. Et, dit-il, « quand je parle des angles de l'incision, je devrais ajouter que fréquemment aussi des enclavements peuvent se faire dans la continuité, surtout lorsque le manque de périphéricité de l'ouverture oblige, en coupant l'iris, d'en laisser une bande plus ou moins festonnée courant d'un bout à l'autre. »

Chibret (1), de Clermont, donne les causes les plus fréquentes de la hernie irienne. Ce sont : le froissement de l'iris, l'irrégularité ou la mauvaise coaptation de la plaie, l'existence dans la sclérotique de la ponction ou de la contre-ponction, ou bien encore l'excentricité de la plaie jointe au peu d'étendue de l'incision, toutes conditions éminemment favorables au froissement et à l'atonie consécutive de la membrane. L'ésérine et le bandeau remédieront aux cas peu accentués ; l'excision pratiquée le dixième jour viendra à bout des cas rebelles.

(1) Chibret. — De l'opération de la cataracte. *Archives d'ophtalmologie*, 1884.

Van Duyse (1), de Gand, redoute dans les cas d'excision de l'iris avec enclavement consécutif les larges cicatrices ectatiques avec oblitération de la pupille, l'iritis, l'irido-cyclite, les hémorrhagies de la chambre antérieure, le glaucôme, l'ophtalmie sympathique, et un autre accident, parfois très tardif, la panophtalmite ou phlegmon des membranes oculaires, dont il donne une observation.

Abadie, dans la deuxième édition de son *Traité des maladies des yeux* (1884), regarde, lui aussi, l'enclavement d'une portion de l'iris dans un des angles de la plaie, comme un des inconvénients les plus sérieux, sans contredit, des méthodes d'extraction qui exigent l'iridectomie. Il signale toutes les conséquences redoutables pour l'avenir, et recommande l'intervention par l'excision, le bandeau compressif et la cautérisation. Il montre bien déjà que les enclavements capsulaires doivent toute leur gravité aux tiraillements de la zonule, à l'arrachement du corps ciliaire, etc.

Gauran (2) fait remarquer l'extrême gravité des prolapsus de l'iris de petit volume qui occupent le bord scléro-cornéen; il donne à l'appui deux observations d'irido-cyclites sympathiques de l'œil sain. Pour lui, ce sont de véritables *noli me tangere* : il repousse tout traitement chirurgical, même l'attouchement au nitrate d'argent. On ne doit employer que les myotiques et le bandeau compressif.

M. Gayet, dans l'analyse de ses nouvelles opérations

(1) Van Duyse. — Panophtalmite tardive après une opération de cataracte avec enclavement irien. (*Annales d'oculistique*), t. XCII, p. 44, 1884.

(2) Gauran.— Pronostic et traitement des hernies de l'iris. (*Normandie médicale*), n° 1, p. 6, Rouen, 1885.

par extraction simple (1885), constate les accidents inflammatoires possibles après l'enclavement ; mais, ajoute-t-il, « dans les cas heureux, la guérison peut s'effectuer et la vision se rétablir dans de bonnes conditions. Néanmoins il y a dans la présence du staphylôme et dans le tiraillement de l'iris qui en est la conséquence un danger permanent, qui nous fera toujours regarder cette complication comme dangereuse, et nous n'hésiterions pas à repousser tout procédé qui y exposerait fréquemment. » Notre maître a, par sa conduite ultérieure, fait lui-même justice des réserves qu'il exprimait alors; car, depuis ce moment, les enclavements inévitables qu'il a pu observer ne lui ont pas fait abandonner la méthode simple.

Le professeur Panas, nous l'avons vu, est ouvertement revenu à le méthode de Daviel en 1885. Nous connaissons son incision avec un lambeau suffisant dans le but d'éviter la hernie de l'iris, et nous savons qu'il n'hésite pas, dans le cas de procidence, à faire l'iridectomie secondaire. Il fait une critique sévère de la méthode qui laisse après elle un accident fort commun et souvent destructif pour l'œil opèré : il a nommé l'enclavement de la capsule entre les lèvres de la plaie cornéenne, avec toutes ses conséquences fâcheuses primitives ou consécutives. Parlant ensuite de l'enclavement irien après la méthode simple, il constate qu'il ne l'a observé que très exceptionnellement et bien que son incision occupe partout le limbe scléro-cornéen. C'est, dit-il, que les causes de ce prolapsus dépendent moins de l'emplacement de l'incision, moins aussi d'efforts faits par le malade, que de conditions autres qui toutes ne nous sont pas encore connues;

et parmi celles-ci la principale réside dans un *tonus* physiologiquement ou pathologiquement exagéré de l'œil. Je reprendrai dans un chapitre ultérieur cette importante question, je ne fais que signaler ici l'idée de Panas.

De même, pour suivre l'ordre chronologique des publications concernant l'enclavement, je rappelerai seulement le mémoire de DE WECKER, paru dans les *Annales d'oculistique* (1885), dans lequel il donne de plus longs développements sur les différences dans les symptômes et les conséquences qu'il a établies entre l'enclavement d'une portion périphérique de l'iris et l'enclavement d'une portion avoisinant son sphincter, différences basées sur des rapports anatomiques.

Dans une communication à l'Académie de médecine (1886), MAURICE PERRIN recommande d'exciser immédiatement et soigneusement toute portion d'iris tombée en procidence dans le cours de l'extraction, sinon on aura un enclavement ultérieur.

Devant la Société française d'ophtalmologie (avril 86), DE WECKER attribue à son nouvel emploi de l'ésérine, en injection dans la chambre antérieure, une diminution notable dans la fréquence des enclavements.

Pour RENARD (*Thèse*, Nancy 86) l'enclavement est l'accident de l'extraction simple, causé probablement surtout par une pression intra-oculaire exagérée et une hypersécrétion de l'humeur aqueuse. Mais il reconnaît que l'emploi de l'ésérine en a tellement diminué la fréquence qu'il est loin d'avoir maintenant une gravité comparable aux complications de l'extraction combinée.

BETTREMIEUX, dans une thèse inspirée par le professeur Panas (1886), rappelle le reproche capital fait à l'extraction combinée par les auteurs les plus autorisés, celui de prédisposer aux enclavements des lambeaux capsulaires et de la portion ciliaire de l'iris, accidents qui sont le point de départ de cyclites, d'irido-choroïdites traînantes pouvant aboutir progressivement à la phthisie oculaire avec danger d'ophtalmie sympathique. Quant à la procidence de l'extraction simple, elle est bien probablement dûe à l'hypersécrétion de l'humeur aqueuse et à l'exagération de la tension intra-oculaire. Il donne ensuite, d'après de Wecker, le tableau symptomatique de l'enclavement bien différent suivant le point enclavé. Il est peu partisan de l'intervention chirurgicale et en particulier de l'excision du prolapsus.

ABADIE fait paraître, la même année, dans les *Annales d'oculistique*, un important mémoire sur les enclavements iriens et capsulaires consécutifs à l'extraction de la cataracte avec iridectomie, mémoire dont nous verrons les idées reproduites dans la thèse de Bévérini, un de ses élèves.

C'est dans l'important *Traité d'ophtalmologie* de DE WECKER et LANDOLT (tome II, 1886) qu'il faut lire tout ce qui a rapport à la complication qui nous occupe. On y trouvera admirablement développées les idées originales de leur auteur sur les avantages de la conservation de l'iris, les inconvénients de l'iridectomie, les accidents consécutifs aux enclavements dans les deux méthodes, etc.

GALEZOWSKI, à la Société française d'ophtalmologie (mai 87), appelle de nouveau l'attention sur le siège de son incision qui doit prévenir une des complications les plus sérieuses de l'extraction simple, la hernie de l'iris.

Les moyens les plus certains de l'éviter sont de ne jamais instiller l'atropine avant l'extraction, et de ne pas ouvrir l'œil opéré avant 6 ou 7 jours, car les efforts que fait le malade avec son œil, pendant que le chirurgien cherche à l'examiner, font se désunir la plaie, se vider la chambre antérieure et amènent la hernie irienne.

Au même Congrès, Suarez de Mendoza, d'Angers, fait une intéressante communication sur l'insuccès tardif dans l'opération de la cataracte. Il cite les observations de deux malades chez lesquels il a constaté des accidents ultérieurs graves longtemps après l'extraction avec iridectomie. Mais ces malades étaient porteurs d'enclavements iriens qui, jusqu'alors, n'avaient manifesté leur présence par aucun symptôme alarmant. Il pose en principe que tout enclavement irien, survenu après l'opération de la cataracte, doit toujours être dégagé, soit pendant la période de réaction postopératoire pour assurer le succès immédiat, soit lorsque celle-ci est finie pour prévenir l'insuccès tardif.

Pinel-Maisonneuve (*Thèse*, Paris 87) recommande, pour éviter l'enclavement, de pratiquer l'iridectomie toutes les fois que l'iris repoussé par le cristallin vient faire issue au dehors. Ce mal, nécessaire dans bien des cas, vaut mieux, dit-il, que de s'exposer au prolapsus irien qui souvent compromettra totalement une opération bien exécutée. L'excision de l'iris doit se faire en trois temps bien distincts, comme le veut Bowman, être complète, pour éviter les petits enclavements dans les angles de la plaie.

Vian (*Thèse*, Paris 87) reproduit l'enseignement de son maître Galezowski. Comme nombre de ses devanciers, il accuse la méthode de de Græfe d'être la cause, par ses enclavements de l'iris ou de la capsule, de graves accidents ultérieurs. Avec la méthode simple, on évitera l'enclavement si on éloigne le sommet du lambeau du limbe scléro-cornéen, laissant de cette façon un rebord assez large de la cornée qui empêche la projection de l'iris dans la plaie.

Bévérini a, dans une très intéressante monographie (janvier 1887), fait l'histoire des enclavements iriens et capsulaires consécutifs à l'extraction linéaire combinée à l'iridectomie. Il donne le mécanisme de la production de ces accidents, soit au moment de l'opération, soit dans les jours qui la suivent. Leurs conséquences et leurs complications sont bien étudiées. Il décrit, en terminant, le procédé particulier d'Abadie pour traiter l'enclavement du lambeau supérieur de la cristalloïde, la sclérotomie rétro-cicatricielle. Dans la méthode simple au contraire, dit-il au début, l'éloignement de l'incision de la circonférence irienne, la forme en biseau des lèvres de la plaie devront rendre exceptionnel l'enclavement irien, surtout actuellement où nous avons à notre disposition la cocaïne qui facilite si merveilleusement la réduction de l'iris, et l'ésérine ce puissant auxiliaire qui, sous forme de pommade ou d'instillation, maintient l'iris réduit et s'oppose aux prolapsus.

Enfin, pour terminer cet historique, il nous reste à parler des idées émises au dernier Congrès d'Heidelberg. Dans son rapport, M. le professeur Gayet, considère l'enclavement comme l'accident de la méthode simple qu'il préconise. Dans son esprit, trois causes sont capables de l'engendrer : des spasmes, une tension réflexe glaucômateuse, le gonflement des débris. Il indique le traitement qui leur convient. J'aurai plus loin trop à puiser à cet enseignement pour que j'y insiste ici.

Selon SCHWEIGER, « faire l'iridectomie dans tous les cas, par crainte des enclavements, constitue véritablement une pratique dénuée de fondement ; car l'enclavement de l'iris est rare d'abord, puis même il n'offre pas les dangers qu'on lui attribue généralement. J'ai vu parmi mes malades une proportion de 4 °/₀ d'enclavements se produire, et ceux-là n'ont pas présenté une acuité visuelle très mauvaise ».

CRITCHETT, de Londres, par contre rappelle la pratique de son père qui, après avoir pratiqué l'opération sans iridectomie et avoir éprouvé des prolapsus iriens, des synéchies, et même de l'ophtalmie sympathique, s'est rattaché définitivement à l'iridectomie comme donnant une plus grande sécurité.

Galezowski préconise la conduite qu'il suit pour éviter la hernie de l'iris dans l'opération française.

CHIBRET, de Clermont-Ferrand, expose sa pratique toute spéciale pour éviter l'enclavement : une fois l'iris réduit, il met la pince-ciseaux à plat dans la chambre antérieure ; quand son extrémité a dépassé la pupille, il ouvre les lames, presse sur l'iris et coupe ce qui se présente. Si un peu d'iris s'est pris dans la pince, il en résulte une petite iridectomie triangulaire ; d'autres fois, rien ne se place entre les branches de la pince, et c'est alors que l'iridectomie n'eût pas eu de raison d'être. Un autre point qu'il signale, c'est l'utilité de l'éclairage artificiel qui lui a permis de reconnaître que l'astigmatisme post-opératoire provient d'enclavement dans la plaie de petits fragments de cristalloïde.

Je dois signaler encore une thèse d'hier, inspirée par M. Gayet, celle de Barban (janvier 89), qui, étudiant l'extraction capsulaire, a trouvé moins d'enclavement après la kérato-kystitomie de son maître qu'après l'extraction à la pince.

Quel enseignement retirer de cette longue suite de monographies, mémoires ou communications ? Que faut-il accuser si j'ai redit souvent les mêmes choses ? si j'ai insisté sur les mêmes idées ? Dans cette revue de l'histoire de l'enclavement, si j'ai reproduit et rappelé les auteurs, les doctrines que j'avais déjà signalés pour indiquer la tendance à revenir à l'opération de Daviel, n'est-ce pas là la démonstration évidente que ce mouvement était intimement lié aux dangers de l'enclavement dont on accusait chaque jour l'extraction linéaire modifiée ? Et quoi, mieux que l'observation exacte des faits, a pu amener la grande majorité des auteurs à formuler ces mêmes reproches à la méthode de de Græfe ? Non, ce n'est pas là une question de nationalité. Je voudrai que cet historique eût bien établi dans l'esprit que, à mesure que l'enclavement était mieux connu, ses accidents mieux étudiés et attribués à leurs véritables causes, les désertions augmentaient dans le camp de de Græfe.

CHAPITRE DEUXIÈME

DÉFINITION DE L'ENCLAVEMENT

Hernie, procidence, prolapsus de l'iris, pendant l'opération. — L'enclavement est un accident post-opératoire. — Déviations de la pupille.

Dans le cours de l'extraction de la cataracte, il arrive souvent après l'incision et le retrait du couteau que l'humeur aqueuse s'échappe brusquement au dehors et entraîne avec elle le voile irien qui vient obturer la plaie. D'autres fois, c'est le cristallin qui, chassé avec trop de violence, se coiffe de ce diaphragme et le repousse au dehors, lui ou un de ses lambeanx, s'il a été préalablement excisé. Le plus souvent cet accident tout mécanique est peu de chose : la spatule, une légère pression, le lavage surtout ramènent les parties *ad integrum*. Un autre cas peut se présenter : l'opération est terminée, mais le malade est agité, spasmodique, avec un faciès congestionné, les veines du cou dilatées, ou bien encore, brusquement et sans cause appréciable, chez un opéré tranquille, la tension s'élève dans l'œil, et l'iris rentre mal. Les efforts de réduction sont inutiles, voire même dangereux. Dans ces diverses conditions, nous venons d'assister à la *hernie*, ou, si l'on veut employer des appellations synonymes, à la *procidence*, au *prolapsus de l'iris*. Voilà pour l'acte opératoire lui-même.

Un malade a été opéré de la cataracte ; il est resté sous le double bandeau ; le lendemain, le surlendemain, ou même plus tard suivant certains ophtalmologistes, on procède au premier pansement. Il arrive parfois, pour des causes que nous essayerons de déterminer, agitation, traumatisme, etc, surtout si l'opéré s'est trouvé dans le dernier cas que nous signalions tout à l'heure, il arrive, dis-je, qu'à l'examen du champ opératoire on constate que la plaie, au lieu d'être aplatie, régulière, est soulevée dans un de ses points ; l'occlusion est rendue imparfaite par la présence d'une saillie noirâtre, de volume variable : c'est alors un *enclavement de l'iris*. Le plus souvent, cette membrane a déjà contracté des adhérences avec la plaie, elle ne peut pas rentrer spontanément, elle est enclavée, incluse dans la plaie. Cet accident, on le comprend, pourra n'apparaître qu'à un des pansements ultérieurs, suivant la cause qui lui aura donné naissance ; il pourra même se produire sous nos yeux à l'occasion d'un spasme, d'une contraction violente pendant l'examen, ce sera toujours un enclavement.

Je tiens à bien préciser cette dénomination à laquelle il m'a semblé que les auteurs n'attachaient pas assez d'importance. Ils confondent facilement hernie et enclavement dans une même signification. Or, les mots hernie, prolapsus ou procidence de l'iris n'impliquent-ils pas à l'esprit un accident le plus souvent passager, se réduisant facilement, tel qu'il se produit pendant l'opération elle-même Le terme *enclavement* au contraire ne fait-il pas penser plutôt à un accident de longue durée, le plus souvent avec adhérences, de réduction difficile ou impossible, tel qu'on le constate plusieurs jours après l'extraction ? Pourquoi alors ne pas conserver cette distinction dans la terminologie, comme elle existe dans les idées ? « La hernie de l'iris, dit Renard (*loco cit.*) ne se produit le plus souvent que dans les premiers jours qui suivent l'opération, et elle constitue alors un *enclavement* de l'iris. » Chavernac également cite, parmi les reproches adressés jadis à la méthode de Daviel, pendant l'opération la *hernie* de l'iris, et après, l'*enclavement* de l'iris. J'en pourrai citer bien d'autres qui s'expriment de même. Néanmoins je crois que cette distinction est trop négligée dans le langage et qu'il serait bon d'y revenir. On ferait bien, à mon sens, de réserver l'appellation de *hernie* irienne ou ses synonymes pour l'acte opératoire, et de n'appeler *enclavement* que l'accident consécutif à l'extraction. Ce n'est là, je le sais, qu'un intérêt secondaire dans la pratique, et je ne réponds pas moi-même d'être toujours fidèle à cette distinction.

L'enclavement de l'iris est de volume variable et peut occuper tous les points de la plaie. Il siège le plus souvent dans les angles après la méthode de de Græfe, après l'iridectomie ; c'est dans ces cas qu'il se présente sous la forme de petites élevures noires, de la grosseur d'une tête d'épingle, d'une tête de mouche. C'est alors un *myocéphalon*, appellation qui lui est commune avec la procidence irienne de même volume à travers un ulcère perforant de la cornée.

L'extraction simple offre elle aussi de ces petits enclavements ; mais ils siègent alors le plus fréquemment vers la partie moyenne de l'incision. C'est cette méthode qui donne lieu parfois à ces grands enclavements qui soulèvent toute l'étendue de la plaie ; ils n'ont pas reçu d'appellation spéciale ; ce seront, si l'on veut, des *enclavements totaux*. Enfin il est une forme intermédiaire de l'enclavement, à laquelle on pourrait réserver le nom de *staphylôme*.

Il est une autre variété d'enclavement, assez fréquente dans la méthode simple, et qui comprend ces cas où l'iris est enclavé dans la plaie, mais sans former de saillie appréciable à l'extérieur. L'iris fait alors partie intégrante de la cicatrice ; la pupille est déviée ; on pourrait croire à une simple adhérence. Mais il y a plus, il y a inclusion véritable dans les lèvres de la plaie, inclusion que décèle bien l'éclairage oblique artificiel. Nous avons affaire dans ces cas à une variété d'enclavement que nous nommons un *pincement de l'iris*.

Certains auteurs sont plus généreux que nous ; et M. Meyer nous disait, il y a quelques mois, dans sa dernière visite à la clinique qu'il étendait la dénomination d'enclavement à toutes les déformations, tous les déplacements les plus minimes de la pupille ; pour lui, une simple déviation de cette dernière est encore un enclavement. Oui, quand l'iris est pincé ; mais toute déviation pupillaire n'indique pas forcément un enclavement irien dans les limites de la cicatrice : une adhérence soit à la face postérieure de la cornée, soit à la face antérieure de la cristalloïde peuvent la déterminer, sans qu'il y ait enclavement ; et étendre cette dénomination à tous ces cas indistinctement me paraît excessif et inexact.

Donc, pour nous, l'enclavement irien sera un accident post-opératoire, caractérisé par l'occlusion de l'iris dans la plaie, rendue évidente surtout par un prolapsus extérieur, mais pouvant aussi exister sans lui.

L'enclavement capsulaire, presque spécial à la méthode de de Græfe, est l'emprisonnement dans la cicatrice d'un lambeau de la cristalloïde antérieure discisée à la pince ou au couteau, le plus souvent du lambeau supérieur.

CHAPITRE TROISIÈME

STATISTIQUE GÉNÉRALE DE L'ENCLAVEMENT

Statistique dans l'opération de de Græfe. — Statistique de Galezowski, Panas, de Wecker, etc. — Résultats de la clinique de Lyon.

Avant d'aborder l'importante question des causes qui semblent favoriser ou provoquer l'enclavement, je veux voir quelle est d'une façon générale la fréquence de cette complication en elle-même, toute considération étiologique ou pathogénique mise à part. Je sais bien le reproche qu'adresse Chavernac à toute statistique de n'avoir de valeur que pour son auteur; « lui seul en connaît les péchés mignons, les particularités complaisantes, et lui seul sait au juste ce qu'il faut en prendre. » Et puis, l'enclavement peut se produire dans des circonstances si différentes qu'on conçoit, comme dit Panas, qu'il n'ait rien de fixe dans son apparition. « C'est ainsi, ajoute-t-il, qu'il nous est arrivé d'avoir des séries d'opérations sans un seul enclavement, alors que dans une autre série on voyait survenir une succession d'enclavements. »

Il peut arriver ainsi qu'un opérateur heureux, se trouvant avoir la bonne série donne des conclusions bien différentes de celles de son voisin qui aura eu la malchance de la mauvaise série. Je crois qu'on ne peut compenser ces inévitables effets du hasard que par une longue suite d'opérations ; et sous ce rapport, nul, que je sache, n'a jamais été placé dans des conditions aussi favorables que notre maître qui a trouvé dans les hôpitaux de Lyon et dans la clinique ophtalmologique des ressources vraiment merveilleuses qui, en s'accumulant, constituent un inépuisable enseignement dont tant de générations d'élèves ont déjà profité et profiteront encore. Nous en retirerons, dans le chapitre suivant, de précieux avantages, lorsque je donnerai, d'après nos matériaux, la statistique, autrement importante par les conclusions qui en découlent, des causes efficientes de l'enclavement.

Pour le moment, je l'avoue en toute vérité, l'intérêt est médiocre de savoir que telle ou telle méthode donne tant d'enclavements. Certes, si ce n'était là qu'un pur accident d'esthétique, je comprendrai toute l'importance de la statistique. Mais nous savons qu'il n'en est malheureusement pas ainsi, et ici plus que jamais la qualité est plus à considérer que la quantité. J'admets, si l'on veut, que l'enclavement soit l'accident de la méthode simple. Et qu'importe, surtout aux opérés, pourvu que cette complication soit plus inoffensive ou tout au moins ait peu de chances d'amener des accidents ultérieurs capables de compromettre la vision ! Mais voyons ce qu'il en est en réalité.

J'ai déjà dit que de Græfe lui-même avait attiré l'attention sur les petits enclavements iriens dans les angles de la plaie, si fréquents dans sa méthode. Il y a déjà longtemps aussi que le professeur Becker avait été amené, à la suite de ses recherches, à conclure que les enclavements de l'iris dans la cicatrice s'offraient chez les opérés par extraction linéaire combinée à peu près dans 75 % des cas.

Je ne puis signaler ici toutes les statistiques plus ou moins favorables qui ont été données de l'enclavement dans l'opération de de Græfe. Je me contenterai d'indiquer les résultats de la conduite de M. Gayet, alors qu'en principe il pratiquait l'iridectomie, résultats que j'emprunterai à la thèse de Cuche. De 1871 à 1881 inclusivement, notre maître a pratiqué surtout en grand nombre 3 espèces d'incision qui sont par ordre chronologique : 1° l'incision linéaire de de Græfe; 2° l'incision scléroticale périphérique dans la région præirienne; 3° une incision à l'union de la cornée avec la sclérotique occupant le tiers supérieur de la cornée. Toutes ces extractions furent accompagnées d'iridectomie. Cuche a compté :

446 cas dans la première série avec	6 enclav. de l'iris,	soit 1,3 %.
862 cas	seconde	13	soit 1,5 %.
et 1.395 cas par le petit lambeau		30	ou 2,1 %.

Cette statistique est, on le voit, éminemment favorable à l'iridectomie. M. Gayet, depuis qu'il est revenu à la méthode française, ne songe pourtant pas à l'abandonner.

Que dire par contre des enclavements capsulaires si communs pour les yeux opérés avec la méthode de de Græfe, et qui sont devenus chose inconnue avec l'extraction simple? Je ne puis fournir de statistique à ce sujet. Mais de Wecker, Abadie, Panas ont assez insisté sur la fréquence et les dangers de cet accident dans l'extraction modifiée pour que je ne m'y arrête pas. On conçoit trop d'ailleurs que cette complication ne peut être qu'une rareté dans la méthode française.

Au point de vue qui nous occupe, qu'a donné l'abandon de l'iridectomie? Du temps de Daviel et de ses successeurs, alors que ni l'antisepsie, ni la cocaïne, ces précieuses découvertes, ne faisaient partie de l'art ophtalmologique, l'enclavement de l'iris, surtout avec le grand lambeau primitif, était, il faut l'avouer, un accident fréquent. J'ai montré que nombre de modifications n'avaient été inspirées dans la suite que pour parer à cet inconvénient.

Dès 1875, M. de Wecker avait fondé un grand espoir sur l'emploi de l'alcaloïde nouveau extrait de la fève de Calabar. Les résultats ne répondirent pas à son attente. C'est ainsi qu'un de ses élèves, Cuisnier, donnait en 1877 une statistique de 159 extractions où, malgré l'emploi de l'ésérine, on avait encore à regretter 19 enclavements de l'iris, dont le rapport pour cent est de 12, 6. Sur une autre série de 109 opérations, il eut 11 enclavements, soit à peu près 10 %.

La découverte de Kœller, en 1884, d'un nouvel agent anesthésique local, la *cocaïne*, a eu certainement bien plus d'influence sur la diminution des enclavements. J'étudierai plus loin son action. De Wecker écrivait pourtant en 1885 : « il serait bon de dissiper dès maintenant les illusions dont pourraient se bercer ceux qui prendraient à la lettre le minimum chiffre de 3 à 4 % d'enclavements que donnerait la conservation complète de l'iris, en généralisant le procédé de l'extraction simple. » Ce qui ne l'empêche pas, l'année suivante, ayant combiné l'emploi de la cocaïne avec celui de l'ésérine qu'il vient de songer à injecter dans la chambre antérieure, de publier les heureux résultats de sa nouvelle pratique qui lui donne une proportion de 4, 3 et même 2 °/₀ d'enclavements.

Galezowski, exposant son procédé d'incision devant la Société d'Ophtalmologie de 1885, donne une statistique de 485 cas avec 25 enclavements, soit un peu plus de 5 °/₀. Deux ans auparavant, son élève, Sauvage, publiait une série moins heureuse de 152 opérations avec 17 enclaments, soit un peu plus de 11 °/₀. Par contre Vian, un autre de ses élèves, plus favorisé sans doute (1887), est parvenu à 2 °/₀ seulement, chiffre encore élevé à côté de celui que son maître donnait au dernier Congrès d'Heidelberg : « dans la dernière statistique que je viens d'établir, disait-il, je n'ai vu la hernie de l'iris se produire que dans la proportion de 1 sur 200. » Voilà certes une série heureuse!

Le professeur Panas, dès 1885, constatait le prolapsus de l'iris très exceptionnellement. Sa proportion était de 4 °/₀ ; et ce chiffre serait moindre, dit-il, s'il s'était attaché à exciser au moment même de l'opération tout iris qui, réduit 1 ou 2 fois, fait encore mine de se déplacer vers la plaie cornéenne. Au commencement de l'année dernière, résumant sa pratique des quatre dernières années, il est arrivé à un total de 460 opérations qui lui ont donné 23 enclavements iriens dont le rapport pour cent est de 5.

Stedman Bull, en 1887, communique à la Société américaine d'Ophtalmologie un rapport sur une série de 36 extractions de cataracte sans iridectomie où il n'a pas eu à regretter une seule hernie de l'iris.

Coppez n'eut qu'un léger enclavement sur 66 opérations.

Knapp fut plus maltraité du sort ; sa moyenne a été de 12 %.

Schweiger n'a vu se produire parmi ses malades qu'une proportion de 4 % d'enclavements.

A la clinique Ophtalmologique de Lyon, la moyenne de la statistique est assez élevée. L'année 1885 n'a donné, il est vrai, sur un total de 424 opérations que 14 enclavements soit 3, 3 %. Mais en 1886 nous avons compté 335 opérations avec 30 enclavements, soit un peu moins de 9 %, et en 1887, 242 extractions avec 23 enclavements, soit 9, 5 %. Enfin dans l'année 1888, que nous avons particulièrement en vue, M. Gayet a pratiqué 321 opérations de cataracte ; mais de ce nombre, voulant nous tenir à la méthode simple, nous devons retrancher 20 cas où l'iridectomie a été imposée pour diverses causes ; il nous reste alors 301 extractions faites avec un lambeau moyen sans excision de l'iris, sur lesquelles nous avons fait porter notre statistique. Nous avons compté 29 enclavements proprement dits, avec staphylôme extérieur, ce qui nous donne la proportion de 9, 6 %. Mais, je l'ai dit, tout enclavement n'est pas forcément accompagné de hernie irienne ; l'iris peut être seulement inclus dans la cicatrice sans former de saillie extérieure, c'est toujours à un enclavement, indépendant du plus ou du moins dans la cause qui le produit. Je crois donc que nous devons ajouter à nos 29 enclavements ces pincements de l'iris dans la plaie, et j'en ai trouvé 12, ce qui donne un total de 41 enclavements et fait monter notre proportion à 13 %. J'écarte de moi, comme on peut le voir, tout reproche de partialité, et j'ai fait entrer dans ma statistique tous les cas, même légers, de ces pincements iriens à peine appréciables à une légère déviation de la pupille. Et vraiment, quand on voit certains auteurs nous apporter des proportions de 2 à 3 °/₀ et même moins, on ne peut que les féliciter du sort heureux qui les a mis sur une si bonne série. Nos résultats nous paraissent plus fondés ; car nous avons pour nous la pratique de 4 années, soit un total de 1.302 opérations avec 108 enclavements, ce qui fait une proportion de 8, 2 °/₀. Je crois que l'on peut adopter cette moyenne de 8 °/₀ pour la fréquence de cette complication dans la méthode simple.

Est-ce vraiment là un accident inhérent et spécial à la méthode ? Mais, comme dit de Wecker, « que ceux qui sont les partisans les plus acharnés des très vastes excisions de l'iris veuillent bien confesser combien pour cent de véritables prolapsus de l'iris, ils constatent vers les extrémités de la section. » On a tort, à mon avis, d'incriminer l'opération française de produire beaucoup plus d'enclavements. Dire que l'enclavement est l'accident de la méthode, c'est laisser supposer qu'il est rare dans l'opération de de Græfe. Or, nous savons qu'il n'en est rien. Et encore, je le veux bien, j'accepte que cet accident soit plus fréquent. Mais que sont les quelques enclavements en plus que nous avons à regretter à côté du pronostic et des complications qui attendent les opérés de de Græfe victimes du même accident ?

CHAPITRE QUATRIÈME

ETIOLOGIE. — PATHOGÉNIE

I. L'enclavement est un phénomène tout mécanique dû à l'exagération de la tension intra-oculaire.

Un des problèmes les plus complexes de l'ophtalmologie est assurément l'étude des causes qui produisent l'enclavement de la membrane irienne après l'extraction de la cataracte. Je parle surtout des causes efficientes, des causes directes. On s'aperçut vite, dès les premières extractions, du temps de Daviel déjà, qu'un trop grand lambeau, une incision trop périphérique, un traumatisme, un effort, etc., étaient toutes causes qui favorisaient singulièrement l'apparition de cet accident. Mais elles ne le provoquaient pas forcément ; il y avait donc autre chose. Plus tard encore, alors même que la religion nouvelle était dans toute sa gloire, des esprits clairvoyants accusaient la linéarité et la périphérie de l'incision de prédisposer à la complication qui nous occupe. Mais la vraie cause, la cause efficiente, à peine entrevue, était entourée de tant d'obscurités qu'elle resta longtemps dans l'oubli. Il faut songer aussi combien alors les ressources thérapeutiques étaient restreintes. Les opérateurs, complètement désarmés devant cet ennemi invisible, considéraient l'élévation de la tension intra oculaire comme un mal qu'il fallait subir. Nous ne sommes guère plus avancés aujourd'hui.

Les recherches de Critchett, de Bowman, et surtout de de Græfe sur la pathogénie du glaucôme vinrent éclairer d'un jour nouveau cette importante question de l'exagération de la pression intra-oculaire. Les découvertes plus récentes de Schwalbe sur les voies lymphatiques de l'œil, d'Ulrich sur l'existence des raies de filtration, celles de Leber sur l'action filtrante de la cornée, de Weber, de Knies, etc., sur la signification réelle du canal de Schlemm et des lacunes de Fontana, vinrent ouvrir une voie nouvelle à la théorie de la pression intra-oculaire, et susciter de nombreux travaux. C'est ainsi qu'à l'étranger, Graser, Hœltzke, Grünhagen, Bellarminoff, Stocker et tant d'autres, en France, de Wecker, Abadie, Panas, etc., essayèrent d'apporter un peu de clarté dans cette nouvelle étude. (1) Il faut avouer que si la tension intra-oculaire est mieux connue au point de vue des causes qui tendent à l'élever ou à l'abaisser, sa nature intime nous échappe encore, et que, si nous avons maintenant pour nous prémunir contre son exagération cette merveilleuse découverte de la cocaïne, et aussi l'ésérine, s'il faut en croire certains auteurs, nous ne savons pas encore la prévoir ni

(1) Voir à ce sujet dans le compte-rendu du Congrès international d'Heidelberg (1888) les rapports de Priestley Smith et de Snellen sur la pathologie et la pathogénie du glaucôme ainsi que la discussion qui suivit.

lui porter un remède efficace et infaillible. C'est dire qu'il faudra compter encore longtemps avec les enclavements de l'iris après l'extraction de la cataracte, et qu'aucune méthode, aucun procédé, aucune incision n'en préservera, tant que nous n'aurons pas pénétré le secret de sa nature vraie.

L'enclavement n'est en effet qu'un accident causé par l'augmentation de cette tension ; par suite, c'est un phénomène tout mécanique. L'iris ne s'enclave que parce qu'une force agissant derrière lui le pousse en avant ; ainsi soumis à une impulsion pathologique, il se porte naturellement vers le point qui offre le moins de résistance, vers la plaie, l'entrebâillant pour s'échapper au dehors, ou déchirant ses premières adhérences si déjà le travail de cicatrisation était commencé. Et cette force n'est autre que l'élévation du tonus intra-oculaire, que cette élévation soit amenée par des mouvements spasmodiques, par l'hypersécrétion de l'humeur aqueuse, par le gonflement des débris, ou par une cause plus mystérieuse qui nous échappe donnant naissance à une tension réflexe glaucômateuse qui produit un de ces enclavements parfois énormes apparaissant tout à coup sur un œil calme jusqu'alors et que rien ne faisait prévoir.

Je parle surtout de l'enclavement dans la méthode simple. Car dans l'opération de de Græfe, indépendamment de cette cause primordiale, il est d'autres conditions inhérentes à la méthode telles que la linéarité de la plaie, l'excision de l'iris qui peuvent produire un enclavement tout mécanique encore. On comprend, comme le font bien remarquer Abadie et son élève Bévérini, qu'au moment de l'opération un cristallin volumineux et dur, se frayant une voie à travers le sac capsulaire discisé et une plaie étroite, puisse entraîner avec lui des lambeaux de cristalloïde et d'iris qu'il presse au passage dans les angles de l'incision où ils sont maintenus par l'exacte coaptation de la plaie, et font bientôt partie intégrante de la cicatrice. Le même accident peut bien se produire avec la méthode simple. « Lorsque, dit Maurice Perrin, les fibres du sphincter sont affaiblies, lorsque surtout la cataracte est dure, volumineuse ou trop brusquement expulsée, lorsque l'œil est atteint d'un haut degré de myopie, l'iris est temporairement frappé d'inertie, et la pupille, quoiqu'on fasse, reste large, parfois déformée, le bord pupillaire mou, flétri, se laisse voir à travers les lèvres de l'incision. » Mais dans ces cas la réduction est facile et garantit de l'enclavement ultérieur.

La plupart des Ophtalmologistes donnent actuellement la plus grande part à l'élévation de la pression intra-oculaire dans la production des enclavements. C'est cette idée que développait au dernier Congrès de Heidelberg notre maître, M. Gayet, lorsqu'il disait que dans son esprit trois causes étaient capables d'engendrer cet accident : les spasmes, la tension réflexe glaucômateuse, et enfin le gonflement des débris qui entraîne dans l'œil blessé une tension capable d'entr'ouvrir la plaie.

Il n'entre pas dans le plan de cette monographie d'étudier la tension intra-oculaire en elle-même. Je ne puis que l'indiquer comme cause efficiente de l'enclavement et renvoyer aux mémoires spéciaux dont j'ai noté les plus importants dans l'Index bibliographique que j'ai placé à la suite de mon travail.

L'examen approfondi de toutes les opérations pratiquées par notre maître dans le courant de l'année dernière, et principalement de celles où l'on eut à regretter un enclavement ultérieur, m'a donné l'idée de chercher quelles paraissent être les circonstances, les conditions dans lesquelles la pression intra-oculaire s'élève le plus facilement pendant ou après l'extraction de la cataracte. J'ai même étendu ces recherches, pour donner une base plus sérieuse à mes conclusions, à tous les enclavements constatés dans le service depuis que la méthode française y a repris droit de cité. Ce sont ces résultats que je veux maintenant exposer.

L'exagération de la tension intra-oculaire peut être primitive, antérieure à l'opération, et dans ce cas elle est spontanée ou provoquée; elle peut se manifester dans le cours de l'opération : c'est une tension secondaire réflexe; enfin elle peut survenir dans les jours qui suivent l'acte opératoire. Toutes ces conditions, on le conçoit, bien différentes, pourront avoir le même résultat, celui de provoquer un enclavement irien.

II. Tension primitive, antérieure à l'opération. — Action de l'atropine.

L'élévation de la tension, constatée avant l'opération, se manifeste, comme on sait, par une dureté spéciale du globe oculaire, une diminution de la chambre antérieure, une projection de l'iris en avant. Ce sont ces cas qui, de l'avis de presque tous les ophtalmologistes, réclament le plus impérieusement l'iridectomie. C'est alors qu'on voit ces iris rebelles se hernier après chaque réduction : le stylet, les manœuvres les plus douces n'en peuvent venir à bout ; il faut ou exciser, si l'on peut, ou se résigner à fermer l'œil, l'iris incomplètement réduit, et aller, pour ainsi dire, au devant d'un enclavement ultérieur. Du reste, dans ces cas, l'excision la plus complète n'en préservera pas toujours et il faudra surveiller avec soin les angles de la plaie. Mais le chirurgien pratiquera peu volontiers l'extraction dans ces mauvaises conditions. On conçoit par suite combien ces cas seront rares avec la méthode simple. Je n'ai trouvé dans notre statistique que deux observations où l'enclavement doive être attribuée à l'hypertonie primitive, dûment constatée. Les voici résumées :

Observation I. — Agathe R..., 56 ans. Cataracte OD. *Hypertonie* + t[1], iris un peu projeté en avant. — *14 avril 1885.* Extraction. La capsule coriace n'a pu être déchirée par le couteau. On a été obligé de se servir du kystitôme. Pas d'iridectomie, pas d'instillation préalable d'atropine. Pupille noire, régulière. — *14 avril. Enclavement de l'iris.— 9 mai.*

A la sortie, enclavement considérable. Champ pupillaire est net. V = 1/4 avec + 12 Dioptries et trou d'épingle.

Observation II. — Cyprien R..., 76 ans. Cataracte OD, nucléo-corticale. *Hypertonie* + t^2. Chambre antérieure diminuée, iris projeté en avant. — *5 mai 1885*. Opération classique sans iridectomie. — *6 mai*. Léger *enclavement* de l'iris. *20 mai*. V = 1/12 avec + 12 D.

Quelle est la nature de cette tension primitive, spontanée, et pourquoi la constate-t-on ici et non là? Je l'ignore je ne puis que la signaler et mettre en garde contre un de ses accidents inévitables, l'enclavement.

Peut-on, dans d'autres circonstances, constater une hypertonie du globe oculaire avant l'opération, alors par exemple que, pour dilater la pupille et faciliter les manœuvres d'expulsion du cristallin, on a instillé de l'atropine dans les culs-de-sac conjonctivaux? Ou mieux, si cette exagération de la pression n'est pas telle qu'elle puisse être appréciée par le palper, peut-elle, si elle existe, être suffisante pour amener plus tard un enclavement irien. En conséquence doit-on ou non proscrire l'*atropine* de l'extraction de la cataracte? Je touche ici à un de ces problèmes les plus débattus de l'ophtalmologie qui attendent encore une solution vraie. Je résume les diverses opinions des auteurs et j'apporterai les résultats de la longue pratique de M. le professeur Gayet.

Shéferlé, au XVIIIe siècle, avait déjà conseillé la belladone qui relâche le sphincter irien et facilite la sortie de la lentille. Mais c'est Himly qui, en 1801, fit le premier connaître son action dilatatrice sur la pupille par des instillations entre les paupières. Depuis cette époque, la belladone et son alcaloïde, l'atropine, ont suggéré de nombreux travaux tant au point de vue de leur application qu'au point de vue spécial de leur action sur la tension oculaire. Ce sont principalement ces vingt dernières années qui les ont vu éclore; leurs conclusions sont, nous allons le voir, assez contradictoires.

Adamück et Weyner trouvèrent que l'atropine diminue la pression oculaire.

Hippel et Grünhagen (1868) n'observèrent aucune modification de la tension.

En 1877, Laqueur, partant de ce fait constaté par Warton Jones et A. de Græfe que l'atropine jouit d'une influence nocive sur la marche du glaucôme, admet que cet alcaloïde éléve la pression. Il explique cette hypertonie par une hypérémie du corps ciliaire et de la choroïde qui recueillent le sang chassé de l'iris par la mydriase.

En 1880, Pflüger soutenait déjà, au Congrès de Milan, que l'atropine non seulement n'élève pas la tension, mais peut au contraire produire une diminution de 4 à 5 millimètres de mercure, assertion sur laquelle il devait insister souvent plus tard, aux Congrès d'Heidelberg de 1882, 85, 86 par exemple.

Weber prétendit (*Arch. für Opht.* XXIII) que l'atropine, dilatant la pupille, retirant l'iris vers la périphérie et le détachant ainsi de la face antérieure du cristallin, diminue la pression dans le corps vitré et l'élève dans la chambre antérieure.

Reinhardt (1882) a trouvé que l'alcaloïde de la belladone élevait la tension.

Hœltzke et Graser (1884-85) sont arrivés par leurs expériences à la même conclusion, expériences qui, reprises plus tard par Stocker sur des animaux curarisés, donnèrent un résultat opposé. Pour cet auteur (janvier

1888), l'atropine abaisse lentement la pression intra-oculaire.

Ulrich (1883) explique l'action de l'atropine par l'existence de courants liquides qui traverseraient l'iris. Pour lui, dans l'œil soumis à l'action de cet alcaloïde, l'iris est contracté, les espaces de filtration sont très resserrés, le courant liquide traverse difficilement l'iris, il y a stase et par suite la tension oculaire est augmentée.

Bellarminoff, de Saint-Pétersbourg, dans un travail daté de 1886, prétend que dans la mydriase par atropine on n'enregistre le plus souvent aucun changement de la pression, rarement une petite augmentation.

Gelpke, de Carlsruhe, dans un mémoire sur l'emploi de l'atropine dans les maladies des yeux (mars 1888) signale, parmi ses effets physiologiques, l'élévation de la pression intra-oculaire comme incertaine. Il s'exprime ainsi : « Quant à la propriété de l'atropine d'élever la tension, quant à savoir si l'hypertonie est primitive ou consécutive à la mydriase, on ne peut le dire encore sûrement. Tout ce que l'on peut dire avec plus d'assurance c'est que, surtout dans les yeux dont la tension est à la limite de la normale, l'atropine amène presque régulièrement une hypertonie du bulbe. »

Wicherkiewicz, de Posen, est plus affirmatif. Au dernier congrès d'Heidelberg, il rappelait qu'il repousse absolument l'atropine avant l'opération, surtout quand il ne pratique pas l'iridectomie par crainte de l'enclavement.

De Græfe, de Halle, soutint l'opinion opposée : toujours il se sert de cette substance, et sur 445 cas il n'a éprouvé que 6 insuccès.

En France, l'accord n'existe pas mieux au sujet de

l'influence de l'atropine sur la tension. Si pour Abadie, elle amène une détente de la pression, de Wecker, Panas, Galezowski rejettent complètement l'usage des mydriatiques qui, en élevant la tension, prédisposent aux procidences consécutives de l'iris.

Je ne puis fournir des expériences physiologiques à ce sujet, mais l'examen des faits peut en tenir lieu. Sur les 108 enclavements que j'ai recueillis dans la pratique de M. Gayet depuis 1885, j'ai isolé les cas où on avait instillé de l'atropine avant l'opération : j'en ai compté 14. Ces 14 enclavements sont-ils dûs exclusivement à l'usage préalable de l'atropine? Je crois qu'il serait téméraire de l'affirmer. Qu'on en juge par des exemples.

Observation III. (Résumée). — Benoit C..., 74 ans. Cataracte OD nucléo-corticale. — *3 avril. 1888.* Extraction *après atropine.* Kératotomie classique supérieure. *Irritabilité grande.* — *4 avril.* Un peu de douleur hier, mais elle a cessé cette nuit. Pas de pansement. — *5 avril.* Pansement. Résultat superbe. — *10 avril.* On constate une adhérence. Bandeau. — *12 avril.* Par une *contraction* des paupières, le *malade a vidé sa chambre antérieure.* — *16 avril. Enclavement* — *24 avril.* Le malade part avec un petit enclavement en haut et une pupille remontée comme après une iridectomie, etc.

Observation IV. (Résumée). — Benoit G..., 78 ans. Cataracte OG nucléo-corticale. — *26 octobre 1887. Atropine* — *27 octobre.* Kérato-kystitomie classique. Le cristallin dur sort bien entier. Sous le coup du *lavage,* la tension oculaire augmente brusquement et l'iris reste engagé dans les lèvres de la plaie — *30 novembre. Enclavement.* etc,

Observation V. — Françoise N..., 45 ans. Cataracte OG — *15 septembre 1888.* Instillation antérieure *d'atropine.* Kératotomie supérieure. *Kystitomie à la pince.* Tension oculaire énorme. Le cristallin s'échappe en bouillie (amidon cuit); il ne sort qu'un tout petit noyau. Le *lavage* et le *manœuvres* pour extraire les débris augmentent le spasme et la tension; la pupille reste attirée en haut ; il reste quelques petit *débris.* — *19 septembre.* Etat stationnaire — *25 septembre* léger *enclavement.* -- *29 septembre.* A la sortie, dénivellement de la plaie. Lambeau d'iris emprisonné dans la plaie sans staphylôme. Pupille assez vaste. Débris cristalliniens assez nombreux en haut. Astigmatisme irrégu-ier. V = 1/12 avec + 9 D.

Et combien d'observations analogues je pourrai citer encore, où des spasmes, l'indocilité du malade, des débris restés dans la chambre antérieure, ont coïncidé avec l'instillation antérieure de l'atropine. Et alors, quel est le vrai coupable dans la production de ces enclavements ? que l'atropine puisse par elle-même provoquer une certaine tension capable d'amener une procidence irienne, peut-être faut-il l'admettre dans quelques cas rares. Ainsi dans nos 14 enclavements avec emploi préalable de l'atropine il y a sans doute des observations où l'on pourrait incriminer cette instillation, et encore ! En voici des exemples :

Observation VI. — Marie V..., 73 ans. Cataracte OG. — *26 avril 1888. Atropine.* Opération, débris sortis sans peine. — *30 avril. Enclavement* au côté gauche de la plaie. — *10 mai.* Enclavement. Pupille très remontée. Astigmatime très irrégulier.

Observation VII. — Antoinette D. 66 ans. Cataracte OG. — *7 novembre 1887.* Instillation *d'atropine* — *8 novembre.* Kérato-kystitomie classique. Après l'issue du cristallin, il n'y a pas de détente de l'œil qui reste dur. Aussi l'iris fait-il hernie entre les bords de la plaie qui demeure béante sous l'influence de la poussée de l'humeur vitrée. etc etc,

Mais, il faut le répéter, il est très rare que rien ne vienne, pendant ou après l'opération, entrer en ligne de compte dans la production de l'enclavement.

M. Gayet, voulant se faire une opinion à ce sujet, a, au printemps de l'année dernière, instillé de l'atropine indistinctement à ses malades qui devaient être opérés. J'ai pu ainsi compter dans les mois d'avril et mai une série de 60 observations où l'emploi préalable de l'atropine est nettement indiqué, et je n'y ai pas constaté un seul enclavement. Depuis cette époque, les instillations d'atropine sont entrées dans la pratique courante des soins antérieurs à donner au malade avant l'opération, presque au même titre que les lavages antiseptiques des culs-de-sac conjonctivaux. Et je suis certainement au dessous de la vérité en disant que sur les 301 opérations pratiquées dans l'année plus des 3/4 ont été faites après usage d'atropine. Sur ce nombre 8 seulement ont été suivies d'enclavement, et nous en avons cité 2 où l'atropine ne fut pas seule en cause. Il faut avouer que, si cet alcaloïde de la belladone élève la tension oculaire, c'est dans des limites bien faibles et assez inoffensives, insuffisantes du moins pour en faire repousser systématiquement l'emploi. (1)

L'atropine a certes des avantages. Non seulement elle facilite les manœuvres de kystitomie, mais aussi l'iris, bien qu'il revienne sur lui-même après l'expulsion de l'humeur aqueuse, se laisse plus facilement dilater, ce qui rend l'opération plus simple, évite les tiraillements et les contusions du diaphragme, par suite diminue les chances d'iritis consécutive.

(1) D'ailleurs je pourrai citer plus de 10 observations d'enclavement où il est spécialement mentionné qu'on ne fit pas usage de l'atropine. Je sais bien que les causes de cette complication sont multiples ; cela prouve au moins que la non-instillation d'atropine n'en préserve pas fatalemnet.

Son emploi est, nous le verrons, tout aussi discuté une fois l'opération faite. C'est ce que M. Gayet exprimait dans les conclusions de son rapport sur la cataracte (Congrès d'Heidelberg 1888), lorsqu'il disait : « L'atrophine et l'ésérine n'ont pas d'indications et de contre-indications absolues ; ce sont d'excellentes armes dans des mains habiles. »

III. Causes pouvant élever la tension pendant l'opération. Tension réflexe glaucômateuse. — Influence des spasmes, du lavage, de l'ouverture de la capsule, etc.

Dans le cours de l'extraction, on assiste parfois à une élévation brusque de la tension intra-oculaire. Le plus souvent ce phénomène se produit sur des opérés qui y paraissent plus spécialement prédisposés, tels que les nerveux, les spasmodiques et les indociles. Mais aussi on peut voir apparaître cette hypertonie sur un œil calme jusqu'alors ; ce qui se passe dans ces cas nous l'ignorons. D'autres fois, rarement il est vrai, on doit incriminer un lavage froid, brusque ou trop prolongé. En un mot, l'acte opératoire en lui-même, dans tous ses temps, peut amener, chez des individus prédisposés, cette tension réflexe glaucômateuse qui pourra faire craindre un enclavement ultérieur. L'opérateur devra donc s'efforcer de simplifier autant que possible l'extraction elle-même, s'il veut avoir pour lui toutes les chances d'une tension normale. A ce titre, l'ouverture de la capsule au couteau ou son extraction à la pince n'est pas, comme nous le verrons, sans importance.

Quel est le mécanisme intime de cette hypertonie réflexe ? C'est là une question qui reste entourée de bien d'obscurités et qui n'a encore pour solutions que des hypothèses. Faut-il faire intervenir, comme le veulent certains auteurs, l'influence des diathèses ? Est-ce une influence nerveuse sur la circulation oculaire? Faut-il en chercher l'explication dans les théories nouvelles du glaucòme et de la tension intra-oculaire, basées sur les découvertes des espaces lymphatiques et des voies de filtration de l'œil? Autant de problèmes que la science de l'avenir élucidera sans doute. « Nous touchons au glaucôme ou tout au moins à la partie nerveuse du glaucôme, dit à ce sujet M. Gayet dans son rapport sur la cataracte. L'état anormal du blessé, la blessure elle-même, la crainte et la douleur ont déterminé le redoutable réflexe sur les vaso-moteurs choroïdiens, en vertu duquel le sang afflue dans la membrane Ruyschienne et lui fait occuper dans la coque oculaire une place qui ne lui appartient pas, au détriment des autres organes qu'elle tend à en chasser. » Quoiqu'il en soit, cette hypertonie réflexe existe et peut se manifester sur un œil à tension normale au début, même après l'anesthésie avec la cocaïne. J'en ai relevé trois cas dans nos enclavements; en voici deux brièvement résumés.

OBSERVATION VIII. — Anne D..., 74 ans. Cataracte OG dure — *29 avril 1885*. Opération, pas d'iridectomie, pas d'instillation préalable d'atropine. Issue d'un noyau volumineux. Pupille noire, mais irrégulière. L'œil reste avec une *tension assez forte* pendant et même après l'opération. L'iris s'enclave dans les bords de la plaie. On réussit à le faire revenir en place au bout de quelques instants. Manœuvre avec la pince pour extraire un débri central. Iris s'engage de nouveau. Malgré un usage prolongé de la cocaïne, la tension oculaire reste forte, et la réduction de la membrane irienne est impossible. Alors excision avec les pince-ciseaux de de Wecker. Humeur vitrée menace. — *26 mai* V = 1/12 avec + 12 Dioptries.

OBSERVATION IX. — Clémentine Sch..., 56 ans. Cataracte

OD. Tension normale. — *27 septembre 1888*. Deux instillations antérieuresde cocaïne. Kérato-kystitomie supérieure. Issue totale du cristallin. L'œil a *beaucoup de tension*. Pupille très noire. Lavage. Pansement. — *4 octobre*. un peu d'œdème des paupières. — *Enclavement* — *24 octobre*. A la sortie l'enclavement s'est réduit, il ne reste qu'un emprisonnement de l'iris dans la plaie sans staphylôme ; la pupille est un peu tirée en haut. Bonne pupille capsulaire. Astigmatisme un peu irrégulier $\pm$ 7 D axe 90° V = 1/16 avec + 9 D.

Cette tension glaucômateuse survient principalement chez ces opérés *irritables* et *spasmodiques* qui contractent énergiquement leurs paupières dès la première application du blépharostat, qui, dans le cours de l'opération, font des efforts continuels, oublient de respirer. Dans ces conditions l'hypertonie se manifeste par le soulèvement du lambeau, la projection de l'iris, sa réduction difficile. C'est alors que les aides doivent immédiatement soulever le dilatateur des paupières pour éviter toute pression dangereuse sur un œil si tendu. Souvent même, l'hypertonie est telle que, malgré cette précaution, une partie de l'humeur vitrée s'échappe. Ce sont ces cas malheureux qui, s'ils pouvaient être prévus, seraient, d'après l'avis de tous les ophtalmologistes, justiciables de l'iridectomie. Mais on ne peut la tenter pendant le mouvement vasculaire sans s'exposer sûrement à l'issue du vitré. C'est certainement là une des causes les plus fréquentes de l'enclavement dans les deux méthodes et signalées le plus souvent par les auteurs. C'est ainsi que la toux, les efforts de tout genre, les vomissements dûs à l'anesthésie (lorsqu'on la pratiquait), prédisposent àla production de l'enclavement en élevant la tension oculaire. Et je ne parle ici que de l'hypertonie pendant l'opération. Nous verrons que les mêmes causes peuvent agir dans les jours qui suivent l'extraction et amener le même accident. J'ai relevé 9 observations où l'enclavement a pu être consécutif à ces spasmes pendant l'acte opératoire. Je ne puis les citer toutes : j'en signale quelques-unes.

Observation X — Michel J..., 65 ans. Cataracte OG. — *25 mai 1886.* Kérato-kystitomie. Résultat passable bien que le malade ait été *spasmodique* pendant toute la durée de l'opération. — *27 mai. Enclavement. 8 juin* V = 1/7 avec + 8 D.

Observation XI. — Roz..., 69 ans. Cataracte OC nucléo-corticale. Globe calme. — 9 *mars 1886.* Opération classique. *Spasme* considérable. La pupille reste un peu déformée en pointe. — *11 mars. Enclavement* de l'iris dans la plaie, etc.

Observation XII. — Henri C..., 58 ans. Cataracte OD — *5 janvier 1887.* Kérato-kystitomie. *Incision périphérique.* Le malade est *très irritable.* Aussi son œil se durcit aussitôt après la sortie du cristallin. On fait asseoir le malade, mais l'œil reste toujours aussi dur. On fait le pansement. Une heure après, à la visite, on constate déjà un gonflement des paupières et un *enclavement*. On donne ésérine 3 fois par jour et on met un bandeau, etc,

Observation XIII. — Joseph G..., 81 ans. Cataracte OG. — *15 novembre 1888.* Kératotomie inférieure. Déchirure de la capsule avec le kystitôme. Cristallin volumineux, dur. Les nombreux *spasmes* qui suivent amènent un *enclavement* de l'iris qu'on n'essaye pas de réduire de peur de rupture. On met de la cocaïne à diverses reprises pour abaisser la tension. Une heure après l'opération, persistance de l'enclavement. — *5 décembre.* A la sortie, pupille irrégulière, tirée en bas. Il reste des débris obstruant la pupille.

Ces exemples montrent bien, il me semble, toute la valeur de cette cause étiologique sur l'élévation de la tension.

L'hypertonie peut aussi se manifester sous l'influence du *lavage intra-oculaire*. Je dirai plus tard toute l'importance de ce lavage tant au point de vue d'une restitution parfaite *ad integrum* qu'au point de vue aseptique et surtout au point de vue de la prophylaxie des enclavements ; mais il doit être employé dans certaines conditions bien définies. Un lavage trop brusque, trop prolongé, un liquide trop froid peuvent, chez des individus irritables, amener de l'hypertonie. Il faut l'avouer aussi : un lavage même parfait peut, mais bien rarement, éveiller chez un opéré des susceptibilités telles qu'elles amènent un état de dureté du globe. J'ai trouvé dans la statistique de la Clinique 4 enclavements provoqués par le lavage. Les voici, résumés :

Observation XIV. — Fauchette P..., 59 ans. Cataracte OG. — *30 avril 1887.* Kérato-kystitomie classique. *Incision périphérique*. Il reste un débris que l'on extrait par douce pression et lavage. Le *lavage* provoque de la douleur, et à ce moment la pupille s'allonge en haut. On tente de réduire l'iris, mais la pupille conserve une forme allongée. A la visite, une demi-heure après, on réduit l'iris avec la curette à rétablir et on met de l'ésérine. — *1er mai. Enclavement* etc,

Observation XV — Elisabeth G..., 62. Cataracte OG. — *10 mai 1887*. Kérato-kystitomie. *Incision périphérique*, Après l'opération et sous l'influence d'une *irrigation un peu prolongée* de la chambre antérieure, le malade accuse de la douleur et l'œil devient dur en même temps que la pupille s'élève en haut. Une demi-heure après, à la visite, on constate toujours un *enclavement*. Sous l'influence d'un massage continué pendant 5 minutes, on sent l'œil reprendre sa tension normale. Cependant la pupille est toujours tirée en haut. etc,

Observation XVI, — Claudine B..., 80 ans — *6 septembre 1888*. Opération après 3 instillations de cocaïne. Kératotomie supérieure. Extraction de la capsule à la pince. A la fin du *lavage qui est un peu long*, l'œil est pris de tension glaucômateuse, la cornée se soulève et l'iris s'engage. — *7 septembre*, quelques douleurs pendant la nuit. — *11 septembre. Enclavement total* depuis l'opération. — *24 octobre.* A la sortie, énorme enclavement composé de 2 lobes iriens ; les lèvres de la plaie sont très éloignées l'une de l'autre. Pupille très tirée en haut. Astigmatisme considérable irrégulier. V = 1/20 avec + 12 D.

Observation XVII. — Catherine R..., 62 ans. Cataracte OD. Tension normale. — *29 septembre 1888.* Kérato-kystitomie supérieure classique. *Un peu de tension de l'œil après le lavage.* Iris bombé. Ni atropine, ni ésérine — *3 octobre.* Un peu de déplacement de la pupille vers le haut. Pas de chambre antérieure. — *11 octobre. Enclavement* sans staphylôme, mais une grande portion d'iris est ensérrée dans la plaie, la pupille est fortement tirée en haut et les lèvres de la plaie sont distantes l'une de l'autre. Astigmatisme très irrégulier, non mesurable. Pupille assez noire. Quelques débris avec une pupille capsulaire suffisante. V = 1/12 avec + 10 D.

On l'avouera, ces 4 cas malheureux (1) sont bien peu sur un total de 301 opérations, quand on songe que presque tous les opérés subissent l'irrigation de la chambre antérieure dont ils n'ont que profit à retirer, et principalement dans le but d'éviter l'enclavement consécutif.

La tension réflexe peut se manifester dans tous les temps de l'acte opératoire ; il n'est donc pas inutile de chercher à les simplifier, et à ce titre le procédé de *kérato-kystitomie* de M. Gayet doit être recommandé. J'aurai l'occasion plus loin de revenir sur les conséquences de ce temps opératoire. Je ne fais que signaler l'acte lui-même. L'incision

(1) J'ai rapporté dans l'Observation IV (page 71) un autre exemple d'hypertonie après le lavage ; mais il est moins probant, car il y avait eu antérieurement instillation d'atropine.

de la capsule avec le couteau de de Græfe entre la ponction et la contre-ponction évite l'introduction dans l'œil de tout nouvel instrument, pince ou kystitôme. En même temps que les chances d'infection sont diminuées, le manuel opératoire est simplifié, le traumatisme est moindre, partant l'hypertonie réflexe risque moins d'apparaître. Ces vues théoriques concordent de tous points avec le résultat de la pratique. En effet, dans nos 108 extractions suivies d'enclavement, j'ai trouvé 20 cas où l'ouverture de la capsule avait été effectuée par le kystitôme ou la pince. Je ne dis pas que ces 20 enclavements doivent être attribués exclusivement à l'usage de ces instruments. Les causes du staphylôme irien sont trop multiples, pour qu'on puisse dans chaque cas désigner le vrai coupable. Ici, ce sera le gonflement des débris, là un spasme, ailleurs un lavage exagéré ou tout autre cause plus ou moins obscure qui coïncidera avec la discision de la capsule par des instruments spéciaux. Qu'on veuille bien se reporter à nos observationse XIII et XVI où des spasmes, un lavage m'ont paru devoir être plus directement incriminés. Mais cela n'empêche pas que, dans la moitié de nos observations où la kystitomie a fait l'objet d'un temps spécial, je n'ai rien pu relever comme cause de l'enclavement. En voici des exemples :

Observation XVIII. — Etienne G..., 61 ans. Cataracte OD. — *2 juin 1888*. Kératotomie supérieure. *Cystitomie à la pince*, lambeau insignifiant. Ni atropine, ni ésérine. — *14 juin. Enclavement* assez prononcé — *20 juin*. Perle d'humeur vitrée dans la plaie. — *30 juin*. A la sortie, vaste enclavement. Catarrhe considérable. Conjonctives rouges. Astigmatisme irrégulier considérable. La pupille petite est bien noire. V = 1/10 avec + 10 D.

Observation XIX. — Benoît B..., 72 ans. Cataracte OG. capsulo-lenticulaire. — *15 mai 1888*. Extraction. *Capsule extraite avec pince*. Instillation d'ésérine. — *17 mai. Un peu d'enclavement* — *5 juin*. A la sortie, enclavement minime, et n'enlevant pas au résultat sa bonne apparence : car la plaie est bien refermée autour de la portion enclavée. Pas de chambre antérieure. Pupille ovale, tirée en haut, mais bien noire. Astigmatisme très irrégulièr. V = 1/20 avec + 11 D.

Qui oserait dire que dans ces cas (que je pourrais multiplier) la manœuvre opératoire n'a pas eu une influence nocive sur l'élévation de la tension ? Et peut-on voir 35 discisions spéciales de la cristalloïde suivies de 12 enclavements sans qu'il vienne à l'esprit cette idée que pratiquer ainsi ce temps de l'extraction est s'exposer à avoir à regretter une hypertonie réflexe ? C'est la statistique que m'a donnée la pratique de M. Gayet pendant l'année 1888. Je n'en conclus pas qu'il faille à jamais rejeter l'usage du kystitôme ou de la pince. Le Docteur Barban, dans sa récente thèse inaugurale, a bien défini les indications de ces instruments, et en particulier de la pince, surtout dans les cataractes où la capsule est intéressée. Mais je crois que la kérato-kystitomie en un seul temps de notre Maître est à retenir au point de vue qui m'occupe, comme simplifiant le manuel opératoire et diminuant ainsi les risques de l'exagération de la tension. Au même titre, le chirurgien devra, autant que possible, s'abstenir de l'introduction dans l'œil de tout instrument, curette, pince, crochet, soit pour rétablir l'iris, soit pour extraire des débris : ce doit être là l'œuvre du lavage.

IV. Élévation de la tension intra-oculaire dans les jours qui suivent l'opération. — Atropine. — Spasmes. — Traumatisme. — Inflammation. — Acte glaucômateux transitoire. — Hypersécrétion de l'humeur aqueuse. — Influence des débris du cristallin, des lambeaux de la cristalloïde.

Si nous assistons à l'hypertonie oculaire, parfois avant, souvent pendant l'extraction, cet accident se manifeste bien plus fréquemment dans les jours qui la suivent. C'est alors en effet que l'on voit se produire non seulement les enclavements dont je viens d'indiquer le mécanisme, mais aussi ceux qui reconnaissent une pathogénie toute spéciale, ou mieux, car, je l'ai dit, la pathogénie est identique pour tous, ceux dont l'apparition est l'effet d'une hypertonie produite par des causes spéciales. Et j'ai surtout en vue ici le gonflement des débris cristalliniens.

Dans cette longue période du travail de cicatrisation du lambeau, tant que la plaie n'est pas parfaitement et intimément réunie, un rien, un effort, un traumatisme, etc., peuvent l'entrouvrir, rompre les premières adhérences, et l'iris vient s'enclaver dans la plaie, alors que rien ne faisait prévoir cet accident et que le résultat de l'opération était jusqu'alors superbe. C'est également et surtout dans cette période que l'on peut assister à l'apparition d'un état glaucômateux transitoire, de nature encore inconnue, et dont nous ne pouvons apprécier que les conséquences.

J'ai rappelé la conduite de certains ophtalmologistes, de Panas, de Galezowski, pour ne citer que ceux-là, qui proscrivent impérieusement les *instillations d'atropine*, avant comme après l'extraction, dans la crainte de l'enclavement. J'ai montré que cette pratique n'avait rien de fondé, et que l'atropine, instillée avant l'opération, ne contribuait que fort peu à l'élévation de la tension. Que faut-il penser de ce mydriatique employé après l'opération ou dans les jours qui suivent? A-t-il des effets plus nuisibles? Ou bien son emploi est-il inoffensif? Doit-on ou non le proscrire? Je le dis d'avance : les résultats de la pratique de notre Maître ne sont pas défavorables à cet alcaloïde ; s'il ne paraît pas présenter une grande utilité, il est au moins indifférent. Nos observations en jugeront.

J'ai recueilli dans les opérations de l'année dernière 38 cas où il est nettement indiqué que l'on instillât de l'atropine soit immédiatement après l'extraction, soit dans les jours suivants, pour prévenir ou combattre des adhérences possibles ou probables. Je puis affirmer en outre que l'atropine a été employée bien plus souvent, surtout lors des pansements consécutifs, au lit des malades, et que, par oubli, elle n'a pas toujours été consignée sur la feuille d'observation. Mais je me tiens, pour être plus exact, à ces 38 cas. Eh bien! ils ont donné 5 enclavements ultérieurs. Faut-il les attribuer à l'usage seul du mydriatique, quand on voit notés en même temps ou un traumatisme, ou un effort qui a chassé l'humeur vitrée, ou un lavage au sublimé par erreur?

J'ai cherché par contre les cas où l'on a mentionné spécialement qu'on s'abstînt d'atropine comme d'ésérine après l'opération. J'en ai trouvé 36, sur lesquels 6 sont pourtant compris dans notre statistique des enclavements et quelques-uns avec un staphylôme énorme. On le voit, la différence n'est pas sensible ; mais, si peu qu'elle soit, elle existe et elle est encore en faveur de l'atropine. Non pas que je prétende que l'atropine prévienne les enclavements, loin de moi cette idée. Mais enfin, il me paraît juste de reconnaître qu'elle ne les provoque pas non plus, et que les mêmes causes qui ont pu produire les staphylômes dans cette dernière série peuvent bien être les mêmes que celles qui les ont amenés dans la première, et que l'usage du mydriatique y est pour peu de chose. Et, pour réserver plus encore nos conclusions, je dirai que les ophtalmologistes que je citais ont, à l'égard de cet alcaloïde, des craintes tout au moins exagérées.

J'ai parlé de l'action si efficace sur l'élévation de la tension des *spasmes* dans le cours de l'extraction. Cette cause se retrouve plus importante encore dans les jours qui suivent; et par spasmes j'entends tout effort, le nervosisme, l'indocilité, la turbulence, l'agitation de la part de l'opéré. C'était là autrefois l'étiologie banale de l'enclavement. Une violente toux, des efforts pour aller à la selle, pour éternuer, pour vomir, des mouvements intempestifs de l'œil, c'est toute l'étiologie que donnaient dans leurs traités Sichel père, Chelius, Fano et bien d'autres. De nos jours, cette cause entre certainement en ligne de compte; mais elle est plus discutée.

Bettremieux dit que c'est souvent l'indocilité du patient,

soit pendant, soit après l'opération, qui compromet le succès en occasionnant un enclavement de l'iris.

Galezowski redoute beaucoup l'apparition de ces spasmes, et, pour se préserver de leurs conséquences, il recommande expressément de ne pas ouvrir l'œil opéré avant 6 ou 7 jours, parce que les efforts que fait le malade avec son œil, pendant que le chirurgien cherche à l'examiner, font se désunir la plaie, se vider la chambre antérieure et amènent la hernie irienne. Son élève, Sauvage, relate dans sa thèse plusieurs observations d'enclavements consécutifs à l'indocilité ou à l'agitation du malade.

Le professeur Panas a au contraire signalé le cas d'une femme qui, ayant eu plus de 30 vomissements la nuit même de l'opération à la suite d'une injection hypodermique de morphine, n'a pas présenté d'enclavement d'irien.

De Wecker, dans son *Traité d'Ophtalmologie* (1886), cite des cas où l'absence de tranquillité de la part de l'opéré a été aussi inoffensive. « Je suis, dit-il, tout porté à attribuer à des violences exerçées directement sur l'iris, les accidents après l'extraction et non à des efforts plus ou moins violents. Ne voyons-nous pas que l'œil reste le plus souvent absolument intact après des vomissements les plus violents ; n'observons-nous pas des guérisons les plus régulières sur des malades qui n'ont gardé nullement le repos règlementaire? J'ai opéré un chanteur ambulant qui immédiatement après a repris ses tournées dans les cours de Paris, venant se présenter seulement toutes les 24 heures pour les pansements de son œil qui se cicatrisa de la manière la plus régulière.

J'ai à diverses reprises opéré des concierges qui n'ont nullement interrompu leur pénible métier de tirer le cordon dans des maisons à très nombreux habitants. Il est arrivé récemment qu'un opéré s'est, à l'insu des gardes, absenté de la clinique immédiatement après l'opération et a fait une promenade de deux heures pour dissiper la douleur de son opération, sans que l'iris se soit projeté dans la plaie et sans que son opération ait présenté la moindre irrégularité comme guérison. Ces faits prouvent au moins surabondamment une chose : c'est qu'il ne faut pas exagérer les soins de tranquillité, surtout chez des personnes âgées chez lesquelles cette exagération peut être préjudiciable, et que toute notre attention doit se porter sur un pansement exact auquel l'opéré ne puisse toucher. »

Ce sont là des exceptions heureuses. L'enclavement à la suite de spasmes, pendant le travail de cicatrisation, n'en existe pas moins. J'en ai trouvé 5 exemples dans notre statistique.

Observation XX. — Eugénie G..., 36 ans. Cataracte O D. — *24 mai 1888.* Extraction. Incision peu étendue. Pas de noyau. Un débri de la capsule étant resté dans la pupille, il est saisi avec les pinces et attiré au dehors. Esérine. — *26 mai. Très spasmodique*; néanmoins tout semble aller bien. — *30 mai.* Pupille un peu obstruée par des débris.. — *5 juin. Enclavement*, mais sans saillie trop prononcée de la cornée. Pupille tirée en haut. Nombreux et énormes débris.

Observation XXI. — Elisabeth D..., 70 ans. Cataracte OG — *12 mai.* Extraction classiquesans iridectomie. Un peu de tendance de la pupille à se déplacer en haut. — *14 mai. Spasmes* au premier pansement. *Névropathie.* Pupille déplacée en haut. — *14 juin. Enclavement* considérable, mais l'œil est cependant dans un état assez passable.

Observation XXII. — Fleury B..., 70 ans. Cataracte OG. — Tension normale. *25 septembre 1888*. Kérato-kystitomie supérieure avec issue totale du cristallin. Aprés le lavage, la malade fait un *effort*, l'humeur vitrée s'échappe un peu. Pansement. — *26 septembre*. Plaie entrebaillée comme le jour de l'opération. — *27 septembre*. Cornée est revenue à sa place. — *9 octobre*. *Enclavement*.

Observation XXIII. — Claude M..., 69 ans. Cataracte OD. — *20 octobre 1888*. Kérato-kystitomie supérieure. Issue facile d'un cristallin assez volumineux, ambré. Peu de masses corticales. — *23 octobre* Petit *enclavement*. *Grincement des dents*. *Spasmes*. — *9 novembre*. A la sortie, enclavement assez considérable, pupille fortement tirée en haut, etc.

Observation XXIV. — Mariette B..., 55 ans. Cataracte OD. Œil un peu mou. — *6 septembre*. Extraction après deux instillations de cocaïne, incision en virgule. — *8 septembre*. la malade a fait des *efforts* pour ouvrir les yeux sous le pansement. Elle a un petit *enclavement*, etc.

Dans les trois premières de ces observations, si les spasmes n'ont pas été seuls en cause, ils ont certainement contribué à la production de l'accident ultérieur. Quoiqu'il en soit, on devra retenir cette cause pathogénique de l'élévation de la tension intra-oculaire.

Le *traumatisme* semble avoir une part à peu près égale dans la production de l'enclavement. La pathogénie est d'ailleurs identique. A part les cas rares où il peut porter directement sur la membrane irienne et amener ainsi un enclavement purement mécanique, il agit surtout par le mouvement spasmodique qu'il occasionne chez l'opéré, que ce spasme se traduise par une violente contraction musculaire ou par une hypertonie réflexe. J'ai pu relever dans notre statistique 4 enclavements où le traumatisme paraît avoir agi comme cause efficiente. Je les résume brièvement :

OBSERVATION XXV. — Jean V..., 75 ans. Cataracte OD. — *11 Juin 1887*. Kérato-kystitomie classique. La capsule est enlevée d'entre les bords de la plaie où elle était restée fixée après la sortie du cristallin. — *16 juin*. Résultat superbe. — *17 juin*. *Enclavement* irien qui n'existait pas hier. *Le malade indocile, a dû faire une imprudence.*

OBSERVATION XXVI. — Jean J. P. 68 ans. Cataracte OG. nucléo-corticale. Globe calme. — *18 mars*. Extraction classique. Masses corticales molles. — *20 mars*. Trouble de la cornée. — *23 mars*. Œil va très bien. — *24 mars*. *le malade s'est donné un coup sur l'œil*. La plaie s'est rouverte. *Enclavement de l'iris. Chémosis.*

OBSERVATION XXVII. — Marie Ch., 74 ans. Cataracte OD. nucléo-corticale. — *25 mai 1886*, kérato-kystitomie. — *30 mai*. Enorme *enclavement* que la malade s'est fait cette nuit *en se frottant l'œil*.

OBSERVATION XXVIII. — André M..., 45 ans. Cataracte OG. — *3 mars 1887*. Kérato-kystitomie. — *5 mars*. Sous l'influence d'un *traumatisme* avoué par le malade, il s'est produit un *enclavement* de l'iris, etc.

J'ai relevé dans la *Revue d'oculistique* du mois d'août 1881 une observation d'Armaignac où le traumatisme a été nettement cause de l'enclavement. La voici en peu de mots :

OBSERVATION XXIX. — (Armaignac.) — Femme de 25 ans. Cataracte OG congénitale. Nystagmus. Extraction longue, pénible, car à peine l'incision faite, l'œil se porta violemment en haut. Après guérison, vue améliorée notablement. 4 mois après, *violent coup de poing sur la plaie cornéenne*, qui se désunit dans toute son étendue. *Hernie volumineuse de l'iris*. Un peu d'humeur vitrée et de caillots sanguins. Excision. Vision revint en grande partie.

L'enseignement que l'on peut retirer de ce cas, au point de vue qui nous intéresse, est que la cicatrice d'une plaie exige plusieurs mois pour acquérir de la solidité, et que l'enclavement est toujours à redouter, même après cette longue période. Par suite l'opéré ne devra pas se départir des conditions de prudence exigées après l'opération.

Il est une autre cause dont nous avons déjà vu les effets dans le cours de l'extraction et qui se manifeste plus fréquemment encore dans les jours qui la suivent, je veux parler de cet *état glaucômateux transitoire* qui peut survenir brusquement sur un œil calme jusqu'alors, sans qu'aucune condition adjuvante, telle qu'un spasme, un traumatisme, l'atropine instillée, le gonflement des débris etc., explique son apparition. Sa nature est tout aussi mystérieuse, sa pathogénie aussi obscure ; et si rien, jusqu'à présent du moins, ne peut nous faire prévoir cet accident, comme le pense M. Meyer, rien non plus ne peut nous mettre en garde contre lui. Nous ne pouvons qu'en constater les effets. C'est pour cela que, même en ayant pour soi toutes les chances possibles d'un bon résultat, malgré toutes les précautions prises, on n'est jamais sûr de ne pas avoir à regretter, tant que la cicatrisation n'est pas absolue, un enclavement ultérieur. C'est dire aussi que cette complication n'est pas près de disparaître des dangers de l'extraction ; en conséquence nous devons nous efforcer d'améliorer son pronostic, et la méthode française avec intégrité de l'iris nous paraît répondre le mieux à ce *desideratum*.

Tous les auteurs n'accordent pas à cette cause pathogénique l'influence que nous lui attribuons. M. de Wecker entre autres, ne pense pas, d'après ce qu'il a observé, qu'un état glaucômateux transitoire doive être accusé comme cause de production des prolapsus qui surviennent le troisième ou le quatrième jour. L'examen de nos observations avec enclavement m'a conduit à une conclusion bien opposée. Que penser en effet de ces cas nombreux où l'enclavement apparaît dans les jours qui suivent l'opération et où rien d'insolite n'a été signalé ni dans l'extraction, ni dans l'état moral de l'opéré? Ne doit-on pas alors incriminer une cause mystérieuse élevant brusquement la tension? C'est là, je l'avoue une étiologie obscure. Mais, si nous n'avons pas encore pénétré son secret, est-ce une raison pour la nier, quand on assiste malheureusement trop souvent à ses conséquences? « Ce n'est pas seulement à la fin de l'opération qu'il est donné de voir s'établir cette tension redoutable, disait M. Gayet à Heidelberg (1888), elle peut apparaître facilement dans les heures qui suivent, et alors elle a deux conséquences : ou bien elle se produit lentement, fait filtrer l'humeur aqueuse, et vient appliquer tout doucement l'iris contre la face postérieure de la cornée où il reste sans tendance à s'enclaver et quelquefois de longs jours ; ou bien la tension éclate brusquement et chasse d'un jet le liquide de la chambre antérieure et avec lui l'iris qui s'enclave. »

Sur nos 108 enclavements, j'ai trouvé 26 observations, près du quart, où rien ne pouvait expliquer l'apparition de cet accident. J'ai dit plus haut que l'atropine était entrée dans la pratique courante des opérations à la clinique. Peut-être nous objectera-t-on que ce mydriatique a pu agir dans les jours consécutifs par son influence propre sur la tension. J'ai prévu cette objection et j'y réponds. D'abord, j'ai fait voir que cette influence nocive de l'atropine était encore bien discutable. Puis, sur nos 26 enclavements par tension glaucômateuse indéterminée, 8 seulement se rapportent à l'année dernière où l'emploi de l'atropine était usuel. Mais sur ces 8, dans un cas, il est nettement indiqué qu'on ne fit usage ni de l'ésérine, ni de l'atropine, dans un autre on instilla même de l'ésérine; il n'en reste donc que 6 sur 26 où l'atropine pourrait être accusée, si son action hypertonique était bien démontrée.

Sur ces 26 enclavements dont j'explique la pathogénie par l'apparition brusque d'une élévation de la tension, sous une influence indéterminée, cet accident a pu être favorisé 3 fois par une incision assez périphérique.

Observation XXX. — Claude G..., 70 ans, Cataracte OD. — *9 mai*. Kérato-kystitomie classique. *Incision sous-conjonctivale*. Pupille bien ronde. — *12 mai*. Premier pansement. — *19 mai*. Un peu *d'enclavement irien*, etc.

Observation XXXI. — Félicie M..., 68 ans. Cataracte OD. — *9 mai*, Kérato-kystitomie classique. *Incision périphérique*. — *17 mai*, Tendance de l'iris à s'enclaver. — *20 mai*, le globe oculaire est un peu rouge. — *21mai*. *Enclavement*, etc.

Observation XXXII. — Antoine T..., 56 ans. — *29 mai 88* Kérato-kystitomie *très périphérique*. Issue facile d'un gros noyau un peu échancré. Lavage et pression. Retour d'une pupille petite, très ronde et très noire, — *31 mai*. Pas de douleurs depuis l'opération. *Enclavement*. Esérine. — *19 juin*. A la sortie, enclavement moyen, la plaie est refermée au pourtour. — Pupille remontée. V = 1/12+avec 10 D.

Mais, qu'on le remarque dès maintenant, la périphérie de l'incision n'est pas suffisante à elle seule pour produire l'enclavement. Sinon, cet accident devrait apparaître le jour même de l'opération, et dans les observations XXX et XXXI on peut voir qu'il n'est survenu que le 10e et le 8e jour.

Nos 23 autres enclavements appartiennent à des extractions parfaites où rien d'anormal n'a été noté, ni pendant, ni après l'opération, pouvant expliquer leur présence. Je ne puis, on le comprend, les citer toutes; j'en prends quelques-unes au hasard dans la pratique de l'année dernière.

Observation XXXIII. — Annette G..., 73 ans. Cataracte OD. Tension normale. — *25 octobre.* Kérato-kystitomie supérieure. Petit lambeau. Peu de masses corticales. Cristallin volumineux, complet, ambré. Lavage. Ni ésérine, ni atropine. — *29 octobre.* Pas de chambre antérieure. — *9 novembre.* Pupille un peu remontée. — *10 novembre.* A la sortie, plaie un peu dénivelée. *Pincement de l'iris* dans la plaie, mais sans staphylôme.

Observation XXXIV. — Cataracte OG. Tension normale. — *31 mars* Kérato-kystitomie. — *3 avril.* Premier pansement, superbe résultat. — *6 avril. Enclavement* assez considérable.

Observation XXXV. — Jean Del., 71 ans. Cataracte OG. Tension normale. — *25 septembre.* Opération après une instillation de cocaïne. Kérato-kystitomie supérieure avec issue totale du cristallin. Lavage. Pansement. — *27 septembre.* Pupille légèrement déplacée en haut. — *9 octobre. Enclavement*

Observation XXXVI. — Rose Bal..., 47 ans. Cataracte OD. Tension normale. — *11 septembre.* La malade a été opérée après avoir eu deux fois de la cocaïne. Kérato-kystitomie supérieure. Issue totale du cristallin. — *13 septembre.* Pupille tirée en haut. — *28 septembre. Enclavement,* mais peu prononcé, il y a seulement un lambeau d'iris emprisonné dans la plaie, mais sans staphylôme à proprement parler.

Observation XXXVII. — Claude G..., 74 ans. Cataracte

OD. Tension normale. — *2 octobre* Kérato-kystitomie supérieure. Extraction d'un gros noyau dur, presque transparent. Lavage. Pansement, pupille ronde, noire, régulière. — *4 oct.* Pas de chambre antérieure reformée. Pupille très noire, un peu déplacée en haut. — *16 octobre.* Dénivellement de la plaie qui est saillante, avec *emprisonnement de l'iris* sans staphylôme.

Ces quelques exemples prouvent bien, à mon sens, que, s'il y a enclavement, c'est qu'il y a eu à un moment donné une élévation de la tension, et que, si rien n'explique cette hypertonie, on doit forcément l'attribuer à une cause indéterminée, acte réflexe sans doute dont le point de départ nous échappe. Il me paraît résulter aussi de l'examen de ces faits que cette hypertonie est peu intense ; car les enclavements que nous avons constatés ne sont le plus souvent que des pincement de l'iris dans la cicatrice, sans staphylôme extérieur.

L'enclavement, ai-je dit, est un accident mécanique provoqué par l'exagération de la tension intra-oculaire. Que penser alors de l'opinion de certains auteurs qui en font une manifestation de l'*inflammation*, un phénomène inflammatoire ? Déjà Mackenzie, en 1844, prétendait que l'enclavement est certainement dû en général à une inflammation fâcheuse de la cornée et de l'intérieur de l'œil plutôt qu'à une cause mécanique quelconque. Hyades, dans sa thèse inaugurale (1870), le rapportait aussi plus volontiers à une inflammation de la cornée ou des membranes profondes. C'est également l'opinion qu'exprime Warlomont dans son article « Cataracte » du *Dictionnaire Encyclopédique* (1873). Grand pense de même : « l'enclavement, dit-il, ne survient pas brusquement, les lèvres de la plaie blanchissent, se gonflent, s'infiltrent, ont peu de tendance à se réunir et se renversent, l'humeur aqueuse s'épanche incessamment, l'iris s'engage peu à peu dans l'incision, s'enflamme et lui adhère bientôt. » Cette idée a été soutenue depuis par différents ophtalmologistes. J'ai cherché dans nos enclavements s'il n'y avait pas quelques cas pouvant reconnaître cette étiologie. J'avoue la pauvreté de notre statistique sur ce point. Je n'ai trouvé que ces 2 observations pouvant s'en rapprocher :

Observation. XXXVIII — Marie Ch. ., 78 ans. Cataracte OG. Pas d'atropine. — *17 novembre 1887*. Opération classique — *23 novembre. Œil un peu rouge* et irritable, mais la pupille parait noire. — *24 novembre*. Large *enclavement.*

Observation XXXIX — Antoine Chev..., 71 ans. Cataracte OD. — *19 mars 1887*. Extraction classique. — *21 mars*. La pupille est obstruée par des débris. — *23 mars*. *Exsudats purulents* obstruant la pupille. *Un peu de pus* au niveau de la plaie. — *24 mars*. Même état, moins de douleurs, atropine, lavages. — *12 avril*. *Enclavement* de l'iris, pupille obstruée, etc.

Je reconnais que ces exemples sont peu probants. Mais rien n'empêche d'admettre cette cause d'enclavement, qui n'est autre pour nous qu'une élévation de la tension ; elle rentre dans la pathogénie que nous indiquions. C'est un phénomène réflexe qui se comprend sans peine et qui agit au même titre que le traumatisme. Quoiqu'il en soit, c'est un accident rare ; car les infiltrations purulentes de la cornée auxquelles on assiste encore malheureusement s'accompagnent rarement de l'apparition d'un enclavement, dont le patient n'a, du reste, le plus souvent qu'à bénéficier grâce aux phénomènes de détente qu'il provoque dans l'œil malade.

Mais l'inflammation, sans aller jusqu'à la suppuration, peut amener dans l'œil opéré une hyperhémie capable en se propageant d'irriter les procès ciliaires qui se mettent alors à *sécréter une quantité surabondante d'humeur aqueuse*, d'où élévation de la tension. Le même accident, l'hypertonie, peut survenir, comme l'a bien indiqué M. le professeur Panas, en dehors de tout état inflammatoire, lorsque par exemple la résorption des liquides par le sillon irido-cornéen de la chambre antérieure se trouve ralentie. Dans ces deux cas, dit-il, on a affaire à une attaque glaucômateuse ébauchée qui, rompant la cicatrice naissante, pousse l'iris au dehors. Cet accident, quelquefois douloureux, peut aussi se montrer d'une façon tout à fait sourde et indolente, et l'on s'en aperçoit par hasard en ouvrant l'œil. Peut-être faut-il chercher dans cette hypersécrétion indolente de l'humeur aqueuse (1) l'explication de ces enclavements dont nous avons signalé la fréquence tout à l'heure. Combien de malades, en effet, ne se plaignent-ils pas que leur œil a été, à un moment donné, subitement mouillé, même sans avoir été le siège d'aucun phénomène douloureux ! On lève le pansement et on constate un enclavement. Et même, ne voyons-nous pas parfois cet accident se produire sous nos yeux, lorsqu'au moment du pansement le malade réagit et vide brusquement sa chambre antérieure de l'humeur aqueuse qui entraîne avec elle le diaphragme irien ?

Je crois donc qu'il faut faire une large part à l'hypersécrétion de l'humeur aqueuse dans la production des en-

(1) Priestley Smith fait intervenir dans la pathogénie du glaucôme un autre ordre de causes : la sérosité des humeurs, consécutive surtout à l'iritis séreuse.

clavements, et surtout de ces enclavements qui ne signalent leur présence par aucun phénomène douloureux, que l'on constate une fois produits, et qui occasionnent quelquefois à l'opéré la sensation de l'écoulement d'un liquide en dehors de l'œil. Mais on comprend que cette sensation puisse bien souvent passer inaperçue du malade, et qu'il soit impossible d'établir une statistique à ce point de vue. Je le répète, la tension glaucômateuse transitoire qui provoque si souvent l'enclavement dans les jours qui suivent l'opération peut être attribuée en grande partie à la sécrétion exagérée de l'humeur aqueuse ou au ralentissement de son excrétion. Je veux citer un de nos enclavements dont l'étiologie peut entrer dans cet ordre de causes.

Observation XL. — Joseph D..., 73 ans. Cataracte OD. — *7 juin*. Kératomie inférieure. Kystitomie à la pince. On ne retire qu'un très petit débris de capsule, issue d'un cristallin assez volumineux. — *7 juin*. Pendant la nuit, étant réveillé, ayant la certitude de n'avoir fait aucun mouvement intempestif, ni d'avoir porté la main à son œil, le malade a ressenti une *douleur* analogue à celle d'un coup porté sur l'œil. Cette douleur a cessé quand le malade a eu la *sensation de l'écoulement d'un liquide*. — *9 juin*. Léger *enclavement*. Trouble de la pupille. Pas de douleurs. Léger écoulement. — *13 juin*. La cornée s'éclaircit. — *5 juillet*. A la sortie, enclavement considérable.

Abadie et son élève, Bévérini, ont aussi insisté beaucoup sur ce mécanisme de la production de l'enclavement irien ou capsulaire.

Mais j'ai hâte d'arriver à un autre élément de l'exagération de la tension oculaire, véritablement spécial à cette période, élément qui tient toute son importance et de sa fréquence et des moyens vraiment efficaces que nous pouvons lui opposer : j'ai nommé le *gonflement des débris cristalliniens.*

On sait que les cataractes ont été divisées au point de vue de leur consistance en cataractes dures, demi-molles et molles, les plus fréquentes étant celles de la seconde série, les cataractes complétement dures, sans aucun débris étant les plus rares, et les cataractes entièrement molles s'observant, en dehors des cataractes traumatiques, sur des cristallins opaques depuis longtemps, devenus presque liquides, ce sont les cataractes en régression. Lorque le noyau a complètement disparu, que la cataracte est réduite à une masse liquide, plus ou moins laiteuse, c'est alors une cataracte de Morgagni. L'abondance des débris variera donc avec l'âge et la nature chimique de la cataracte, mais le plus souvent, dans les 3/4 au moins des opérations pratiquées à l'hôpital, on est en présence d'une cataracte nucléo-corticale, demi-molle où le noyau et les couches périphériques sont prises ; et au moment de l'extraction, on voit d'abord s'échapper le cristallin sous la forme d'un noyau de volume variable, plus ou moins dur, et à sa suite, les couches corticales plus ou moins molles, plus ou moins laiteuses, ce que Maître-Jean appelait, il y a plus de deux siècles, les *accompagnements de la cataracte.*

De ces débris, beaucoup sont expulsés au dehors, mais on comprend qu'il en puisse rester dans le sac capsulaire, dans la chambre antérieure, derrière l'iris où ils se dissimulent; les plus transparents peuvent échapper à l'inpection. C'est le devoir du chirurgien de leur faire une chasse aussi minutieuse que possible, soit par des manœuvres douces de pression et de massage, soit surtout par le lavage. Mais il peut arriver que les manœuvres de ce genre soient rendues impossibles par une hypertonie réflexe survenant dans l'œil opéré. Et puis aussi, il arrive que, malgré toutes les précautions, malgré un lavage soigné et répété, on croit avoir tout enlevé, et qu'il n'en soit rien. La pupille immédiatement après l'extraction, était bien revenue sur elle-même, elle était ronde, régulière, le champ pupillaire apparaissait noir et d'une netteté parfaite ; on avait fermé l'œil sous pansement en toute sécurité ; et les jours suivants, au premier examen, on est fort surpris de constater la présence de débris plus ou moins volumineux obstruant la pupille.

Ce sont ces débris qui, baignant dans l'humeur aqueuse, se gonflent, élèvent la tension oculaire et refoulent la membrane irienne vers le point le plus faible, vers la plaie. Ce sont eux encore qui plus tard peuvent produire ces cataractes secondaires qui viennent malheureusement trop souvent assombrir le résultat final et nécessiter une nouvelle intervention. Je dirai dans le chapitre suivant la conduite à tenir pour se mettre autant que possible en garde contre ces fâcheux accidents que l'on n'évitera pas toujours.

Un grand nombre d'enclavements de notre statistique doit en effet être rapporté à cette pathogénie que j'indique. Et pourtant je ne crois pas que l'on puisse faire mieux que notre maître un emploi plus parfait et plus inoffensif du lavage intra-oculaire, ni mettre plus de douceur et de sécurité dans ces manœuvres de massage sur un œil ouvert dont la tension est quelquefois au dessus de la normale. C'est dire qu'il faudra compter avec les enclavements consécutifs au gonflement des débris. J'ai recueilli

23 observations où des masses corticales molles ont pu par leur gonflement amener cette complication. J'en résume quelques-unes :

Observation XLI. — Rosette M..., 66 ans. Cataracte OD. *en régression*. Tension normale. — *16 octobre 1886*. Extraction d'un cristallin laiteux *à masses corticales molles*. Il doit rester *quelques débris*. — *18 octobre*. Un peu d'*enclavement irien*. Quelques débris. — *19 octobre*. Pupille complètement obstruée.

Observation XLII. — André B..., 62 ans. Cataracte OD. Globe calme *8 octobre 1887*. Kérato kystitomie. Cristallin à *couches corticales molles*. — *12 octobre*. *Enclavement irien*.

Observation XLIII. — Marie G..., 55 ans. Cataracte OG. Tension normale. — *2 octobre 1888*. Extraction. Noyau gros. *Couches corticales abondantes*. Lavage et pression enlèvent débris. — *6 octobre*. Gros débris dans l'œil opéré. — *9 octobre*. Les débris se résorbent. — *11 octobre*. La résorption continue. — *15 octobre*. *Pincement de l'iris* dans la plaie. Assez gros débris central.

Observation XLIV. — Claude Ch..., 66 ans. Cataracte OD. Tension normale. — *23 octobre 1888*. Kérato-kystitomie supérieure. Issue facile d'un cristallin peu volumineux avec *beaucoup de masses corticales*. Pupille grande et ronde. Lavage. — *25 octobre*. Chambre antérieure non reformée. — *5 novembre*. *Pincement* léger de l'iris, et pupille remontée, assez étendue, malgré quelques débris.

Je ne voudrais pas qu'en présence de ces résultats on mît en doute la valeur et les heureux effets du lavage. Ces 23 cas, s'ils entrent pour une grande part dans la statistique de nos enclavements sont peu en proportion de la quantité de cataractes où l'on trouve des masses corticales molles et un petit noyau. C'est en somme l'immense majorité des opérations ; et quand on songe combien facilement quelques petits débris insignifiants peuvent par leur gonflement amener une hypertonie suffisante on reconnaîtra que, si cet accident n'est pas plus fréquent, on le doit à l'emploi du lavage qui, mieux qu'aucun instrument, chasse au dehors les débris cristalliniens. Du reste, l'examen de nos observations nous a appris que, depuis que M. Gayet pratique le lavage de la chambre antérieure comme il le fait actuellement, et nous verrons plus loin sa méthode, c'est-à-dire depuis près de 3 ans, la proportion des enclavements que l'on peut attribuer au gonflement des débris est allée en diminuant.

Dans le même ordre d'idées, le *gonflement des lambeaux de la capsule* peut-il avoir la même influence sur la production de l'enclavement? A ce titre, l'extraction de la capsule à la pince doit-elle être recommandée? Ou bien n'a-t-elle pas d'avantage à ce point de vue spécial? et alors ne vaut-il pas mieux conserver la kérato-kystitomie en un seul temps qui simplifie le traumatisme et par suite diminue la tendance à l'hypertonie?

Ce n'est pas ici le lieu de faire l'histoire de ces procédés de cystitomie, ni d'indiquer leurs indications ou leurs avantages. Je renvoie pour cette étude à l'excellente thèse de Lyon du Dr Barban, inspirée par M. Gayet. Je rappelle seulement que la *kérato-kystitomie*, imaginée comme procédé par Wenzel en 1780, a été reprise et exécutée par M. Gayet, dès 1872, qui lui donna cette appellation. Depuis cette époque, Galezowski et d'autres opérateurs, Trélat, Létiévant, etc., suivirent son exemple. Panas, au Congrès d'Ophtalmologie français de 1887, s'élève contre cette pratique qu'il qualifie de *véritable escamotage*, et cela, parce qu'il l'a vue échouer en 1857 entre les mains de Nélaton.

Outre l'avantage de simplifier le manuel opératoire, la kérato-kystitomie le facilite aussi : en effet, l'humeur aqueuse, ne s'étant point encore échappée de la chambre antérieure, il est plus facile et plus sûr d'agir sur le cristallin et sa capsule qui sont ainsi mieux fixés et offrent plus de résistance. M. Gayet trouve encore dans ce procédé un bienfait inestimable, celui de permettre d'exécuter une incision en rapport avec le volume et la nature de la cataracte, appréciés d'après la résistance qu'il a éprouvée à la pointe de son couteau; car, chacun sait combien souvent l'examen seul fait porter sur la consistance de la cataracte des diagnostics erronés.

On n'a pas épargné les reproches à cette méthode d'incision de la capsule, et on l'a accusée de favoriser la production des enclavements par le gonflement des lambeaux de la cristalloïde, accident dont préserverait mieux l'extraction à la pince, au dire de ses partisans, Panas, de Wecker et son élève Peignon.

Les résultats de la clinique de Lyon sont tout autres. Déjà Barban, comparant la fréquence de cette complication dans les deux procédés, a trouvé qu'elle est dans la proportion d'à peu près un tiers en plus en faveur de la cystitomie à la pince. Nous-même, sur les 31 extractions à la pince pratiquées dans l'année 1888, nous avons trouvé 8 cas, plus du quart, qui n'ont pas été exempts d'un enclavement ultérieur. Bien plus, plusieurs opérations de Pagenstecher, avec extraction du cristallin dans la capsule, ont été suivies d'enclavement. Cela prouve au moins que, si le gonflement des lambeaux de la cristalloïde est pour quelque chose dans la production d'une hypertonie consécutive, l'extraction de la capsule antérieure n'en préserve pas, et qu'alors on aurait tort, pour un avantage purement théorique, de ne pas bénéficier des bienfaits de la kérato-kystitomie.

Que dirai-je des *enclavements capsulaires* dans la méthode simple? La conservation de l'iris rend leur apparition rare et difficile ; et dans les quelques cas où on les constate cependant, leur pathogénie est toute mécanique : c'est l'iris qui entraîne avec lui des grands lambeaux de la cristalloïde antérieure qui viennent s'enclaver dans la plaie, où ils peuvent passer inaperçus grâce à leur transparence ou amener des déformations de la pupille, comme dans le cas suivant :

Observation XLV. — Charles P..., 76 ans. Cataracte O G. — *13 nov. 1886*. Kératotomie supérieure. Extraction de la plaque capsulaire avec des pinces. Issue du cristallin après sa culbute complète. Impossibilité de réduire l'iris et présence dans l'angle interne de la plaie d'une apparence de débris cristallinien. On le saisit avec une pince et on extrait les restes de la capsule, c'est-à-dire un grand lambeau qui, fixé d'une part à la zonule et de l'autre engagé dans la plaie, se trouve ainsi à cheval sur le bord pupillaire. Après son ablation, la réduction se fait immédiatement, etc, etc.

Notre observation XXV (page 89) est aussi un exemple d'emprisonnement de la capsule dans la plaie après l'expulsion du cristallin. Ce sont les seules fois où j'ai vu noter cet accident. C'est dire qu'il est excessivement rare.

Je ne me suis occupé dans cet essai de pathogénie que de l'enclavement irien consécutif à l'extraction d'après la méthode simple, et les observations que j'ai citées se rapportent toutes à ce mode opératoire. Cette complication irienne ou capsulaire dans l'opération de de Græfe reconnaît des causes identiques. C'est toujours une élévation de la tension que l'on doit incriminer qu'elle soit produite par le gonflement des débris, par un état spasmodique, qu'elle soit primitive ou réflexe. Mais il y a dans la linéarité et dans la périphérie de la plaie, dans la faible distance qui sépare l'incision des lambeaux de l'iris et de la cristalloïde, une prédisposition toute spéciale à voir se produire des enclavements dans les angles de la cicatrice, sans parler du pronostic bien différent et des complications autrement graves qui attendent cet emprisonnement de la périphérie de l'iris et des lambeaux de la capsule, accidents sur lesquels de Wecker, Abadie, Panas ont longuement insisté.

L'extraction sans iridectomie que j'ai principalement en vue n'est pas, elle non plus, à l'abri de certaines causes prédisposantes qui, si elles n'ont pas d'action propre sur l'élévation de la tension, peuvent par leur présence, aider et favoriser l'apparition d'un enclavement ultérieur. Je dois rechercher quelles sont, parmi ces causes indirectes, les mieux connues et les plus importantes.

V. Causes indirectes, n'élevant pas la tension intra-oculaire mais pouvant favoriser l'enclavement. — Siège, dimensions et forme du lambeau. — Retard dans la cicatrisation, etc. — Résumé.

Quand je résumai l'histoire de l'enclavement, j'ai montré que nombre de modifications apportées tant à l'opération de Daviel qu'à l'œuvre de de Græfe avaient été motivées par l'espoir de diminuer la fréquence des prolapsus de l'iris. C'est surtout le *siège*, la *forme* et les *dimensions du lambeau* qui ont subi le plus de changement, suivant les idées régnantes, suivant que les auteurs croyaient ou non aux inconvénients d'une incision plus ou moins périphérique, d'un lambeau plus ou moins grand. Que faut-il conclure de ces opinions opposées?

Nous avons vu que Beer, Richter taillaient déjà un lambeau plus petit et exclusivement cornéen. Sans remonter si loin, Sichel, dans notre siècle, en 1837, constatait que l'enclavement se manifeste le plus fréquemment avec une incision périphériqne. Mackenzie incriminait surtout l'étroitesse de la section. Desmarres au contraire conseillait une incision extrêmement périphérique, avec un pont sous-conjonctival, qui se cicatrisant plus rapidement devait prévenir l'écartement des lèvres de la plaie et empêcher la production de la hernie irienne. C'est la conduite que recommandait aussi von Hasner, en 1873.

Dès 1875, de Wecker signalait à ce point de vue les avantages de son petit lambeau exclusivement cornéen, occupant le tiers supérieur de la cornée et éloigné de la sclérotique.

Galezowski, dans ses communications aux divers Congrès d'ophtalmologie ainsi que dans les thèses inaugurales de ses élèves a fait souvent l'éloge de son procédé de kératotomie, dont l'incision est distante dans tout son pourtour de 2 millimètres du bord sclérotical, sauf aux points de ponction et de contre-ponction qui ont lieu à la limite même scléro-cornéenne. Son lambeau a une forme demi-elliptique au lieu d'être demi-circulaire, et par suite, selon lui, la coaptation est plus facile et la cicatrisation plus rapide, partant il y a moins d'enclavements.

Schweiger, Chibret, Bettremieux, pensent aussi que l'on doit éviter autant que possible une incision trop périphérique.

On a accusé le lambeau de prédisposer aux enclavements par sa coaptation moins parfaite. Abadie, dans une communication faite au Congrès français de Chirurgie de 1886, combat ce reproche. Bévérini a reproduit les arguments de son maître dans sa monographie. « Les plaies à lambeau, dit-il, passent par un des petits cercles de la sphère que représente le globe de l'œil, et il en résulte que les bords de la plaie sont larges, taillés en biseau; la coaptation doit être plus parfaite, la cicatrisation plus rapide, la lèvre supérieure du biseau venant s'appliquer contre l'inférieure au moment où la chambre antérieure se reforme et s'opposant par là à l'écoulement de l'humeur aqueuse qui, elle alors, applique fortement les deux lèvres l'une contre l'autre (1). » L'iris a donc de

(1) L'ancien couteau triangulaire de Beer étant parfaitement adapté à cette fonction, Abadie pense que l'on devra y revenir et abandonner le

la sorte moins de chance d'être repoussé au dehors. Au contraire, dans les plaies linéaires passant par un des grands cercles du globe, la section s'entrebâille facilement dès que l'humeur aqueuse s'accumule dans la chambre antérieure, les lèvres sont écartées l'une de l'autre, et les liquides intra-oculaires s'échappent au dehors en repoussant devant eux l'iris qui s'engage dans la plaie.

Le professeur Panas ne croit pas que la périphéricité du lambeau puisse favoriser l'enclavement de l'iris. Il place la ligne d'incision dans le limbe scléro-cornéen, son lambeau occupe les 2/5 de la cornée, et il n'a pas constaté dans sa clinique une augmentation des procidences iriennes.

Knapp place aussi le lambeau dans une situation très périphérique. Ce n'est pas, pour lui, cette circonstance qui favorise l'enclavement.

Notre maître, M. Gayet, professe à ce sujet un enseignement éclectique. Pour lui « le choix de la position de la plaie ne saurait être absolu ; partout il y a des avantages et partout des inconvénients ; » cependant le limbe cornéen lui semble préférable. Quant à la grandeur de l'incision, elle doit être proportionnée au volume présumé de la cataracte et à sa réductibité : une plaie petite est détestable, une plaie trop grande n'a pas d'in-

couteau de de Græfe qui a été imaginé pour faire des sections linéaires. Schweiger a soutenu la même opinion au dernier congrès d'Heidelberg. Le couteau de de Græfe peut bien tailler une plaie biseautée, et il a des avantages tels qu'il ne paraît pas devoir être délaissé de longtemps encore. C'est ainsi, comme le faisait remarquer de Wecker au même Congrès, que l'on peut revendiquer pour de Græfe lui-même une importante part dans le retour à l'ancienne opération à lambeau qu'il a rendue plus facile grâce à son couteau d'un maniement si aisé et si pratique.

convénients sérieux. Son incision va des 3/7 de la cornée et un peu plus jusqu'à une section de 5 millimètres. Il croit qu'une plaie trop périphérique peut favoriser l'apparition de l'enclavement; aussi, autant que possible il se tient bien plutôt en deçà qu'au delà du limbe. Je dis autant que possible; car, outre les écarts commandés par l'intégrité plus ou moins complète du limbe, la main du chirurgien même le plus habile et le plus expérimenté n'agit pas comme une machine sectionnant la cornée à un endroit immuable, fixé d'avance et toujours le même. Sans parler des incertitudes de la main, il y a tant de causes étrangères telles qu'un instrument plus ou moins bien effilé, un mouvement brusque du malade, un spasme cachant le globe oculaire derrière la paupière, qui peuvent agir pour enlever à la section une précision mathématique !

J'ai trouvé dans nos observations plusieurs cas où une incision trop périphérique a pu aider à la production de l'enclavement; et pour ne citer que ceux que j'ai déjà signalés, qu'on veuille bien se reporter à nos observations XII, XIV et XV (pages 78 et 79) où l'on verra que, si des spasmes ou le lavage ont amené une tension réflexe, la périphérie de la plaie a bien pu favoriser la conséquence directe de cette hypertonie, c'est-à-dire l'enclavement. J'ai signalé aussi à la page 92 trois autres observations du même genre, mais où l'attaque glaucômateuse est survenue sans cause appréciable. Je répète à ce sujet ce que je disais déjà, à savoir que, si une trop grande périphéricité de l'incision peut favoriser l'enclavement, elle n'est pas suffisante à elle seule pour le produire.

Il est une autre cause indirecte, moins fréquente cependant, mais dont on admettra bien l'effet, je veux parler de la *cicatrisation imparfaite*, ou lente, ou *retardée* de la plaie cornéenne. On comprend sans peine que, plus sera faible la résistance à la poussée glaucomateuse, plus vite l'obstacle sera vaincu et plus volontiers l'iris s'engagera au dehors ou se laissera pincer dans les lèvres de l'incision.

Je ne veux pas chercher ici sous quelles influences nocives particulières soit à l'opéré, soit à l'opération, soit au siège de la section, soit à toute autre cause, il peut survenir dans le travail de cicatrisation un retard, une imperfection. Je signale seulement la prédisposition fâcheuse à l'enclavement que cet accident peut créer. Je rappellerai pourtant une des causes qui paraissent agir dans ce sens, et j'en parle plus volontiers parce que j'en ai été témoin à la Clinique de Lyon. Un jour, toute une série de cataractes furent, après l'extraction, lavées, par une méprise de l'infirmier, avec la solution de Stattler au lieu de l'eau stérilisée habituelle. Au premier pansement suivant, on constata chez tous les opérés de cette malheureuse série, une cornée trouble, grisâtre, opaque ; la plaie était toujours entrebaîllée et présentait un liseré grisâtre manifeste. Le trouble cornéen s'éclaircit peu à peu, mais le travail de cicatrisation marcha très lentement. Finalement l'altération de la cornée a subsisté, légère il est vrai ; mais nous avons retrouvé plusieurs de ces cas dans nos enclavements. Ce retard dans la cicatrisation avait certainement favorisé l'apparition de cet accident. Les expériences de Vassaux, de Bettremieux ont du reste démontré les effets néfastes des solutions de sublimé injectées dans la chambre antérieure sur le travail de cicatrisation cornéenne. (1)

L'*issue de l'humeur vitrée,* même lorsqu'elle est provoquée sans élévation de la tension, dans les cas par exemple où les manœuvres opératoires (pince, curette, anse de Snellen) ont déchiré la zonule de Zinn, peut aussi amener un enclavement irien ou capsulaire, d'une façon toute mécanique, en entraînant avec elle le diaphragme irien ou la cristalloïde qui restent emprisonnés dans la plaie. Je n'insiste pas sur cette étiologie qui est en somme une rareté et une exception.

Il me reste pour terminer ce chapitre à exposer brièvement quelques considérations secondaires sur l'étiologie générale de l'enclavement. J'ai cherché par exemple si les questions d'âge, de sexe pouvaient avoir une influence prédisposante quelconque. Mes résultats ont été absolument négatifs.

Au point de vue de l'*âge* de l'opéré, par exemple, toutes nos observations portant sur les cataractes séniles ordinaires, quelques années de plus ou de moins ne peuvent pas avoir, on le comprend, une bien grande influence sur l'élévation de la tension. J'ai montré au contraire toute l'importance de l'âge et de la nature chimique de la cataracte elle-même, au point de vue du gonflement des débris.

Le *sexe* est également indifférent. C'est ainsi que nos 108 opérés avec enclavements se partagent exactement

(1) Je renvoie pour cette intéressante question, à la thèse toute récente du Dr Mugniery : *Lavage intra-oculaire* (Lyon, février 89)

en 54 hommes et 54 femmes. Je rappelle que notre statis tique porte sur un total de 4 années.

Il est un point qu'il serait plus intéressant d'éclaircir, c'est celui de savoir si les *diathèses*, les constitutions, si l'état général du sujet peuvent avoir une influence sur l'apparition d'une poussée glaucômateuse, par suite sur l'enclavement. Je n'ai pu, je l'avoue, entreprendre cette recherche, n'ayant pas à ma disposition des renseignements suffisants sur l'état diathésique de nos opérés. Tout ce que je puis conclure de l'examen de nos cataractes, c'est que les sujets à système nerveux irritable, les névropathes, les spasmodiques, sont le plus souvent les vic times de l'enclavement.

J'en ai fini avec cet essai sur la pathogénie de l'enclavement, cette *bête noiro* des extracteurs, disait Critchett. J'ai attribué cette complication presque exclusivement à une tension glaucômateuse de l'œil, hypertonie dont le point de départ peut être primitif ou réflexe, variable et multiple, plus ou moins appréciable ou obscur. De toutes ces causes qui peuvent contribuer à amener l'exagération de la tension, je n'essayerai pas, on le comprend, de donner une statistique exacte et rigoureuse. Si l'on pouvait en regard de chaque enclavement placer la cause productive vraie et unique, l'enclavement ne serait pas ce qu'il est, un accident presque toujours imprévu dont on ne peut se préserver et qu'on doit subir. Bien au contraire, dans chaque cas, les éléments malfaisants sont multiples ou inconnus. Un sujet spasmodique aura gardé des débris dans sa chambre intérieure, aura reçu un coup sur l'œil; on constate un enclavement : que faut-il accuser alors? Cet autre opéré aura eu antérieurement des instillations d'atropine; l'extraction est parfaite; tout se passe bien les jours suivants, sans agitation, sans douleur, et brusquement un jour, à un pansement, on découvre un enclavement. Qu'est-il survenu? L'atropine avait-elle amené dans l'œil un certain degré de tension inappréciable et qui se manifeste sans cause connue? Ou bien les procès ciliaires hyperémiés ont-ils sécrété abondamment de l'humeur aqueuse qui, ne trouvant pas dans les lacunes de Fontana un écoulement suffisant, a rompu les adhérences de la plaie? Ou bien encore, si la sécrétion est normale, les voies excrétoires sont-elles atteintes? On pourrait à l'infini multiplier ces exemples qui démontrent que la pathogénie de l'enclavement est encore entourée de bien d'obscurités, et qu'une statistique rigoureuse de ses causes occasionnelles ne peut pas être donnée actuellement.

Pourtant, s'il nous fallait exprimer à ce sujet une opinion plus précise, je crois que de nos recherches pathogéniques je pourrais retirer les résultats suivants qui, sans rien préjuger de la nature intime de la tension oculaire, établissent parmi ses causes efficientes un degré de fréquence suffisamment exact, et je dirais :

L'enclavement de l'iris est, à part quelques cas rares, toujours consécutif à une élévation de la tension. Cette tension peut préexister à l'opération et être quelquefois produite par des instillations antérieures d'atropine. Elle peut se manifester dans le cours de l'extraction, c'est alors une tension réflexe dont le point de départ peut être dans tout temps, toute manœuvre de l'acte opératoire depuis l'incision jusqu'au lavage. Cette hypertonie est surtout un accident des jours qui suivent. Ici, outre les causes précédentes, il faut signaler, par ordre de fréquence : 1° cet état glaucômateux transitoire dont la cause nous échappe, mais auquel on peut rattacher soit une hypersécrétion dans l'humeur aqueuse, soit un défaut d'excrétion ; 2° le gonflement des débris cristalliniens (c'est peut-être là l'influence la plus sûre et la plus fréquente) ; et enfin 3° les spasmes, l'indocilité du malade, et en dernier lieu le traumatisme, toutes causes secondées dans la production de leur accident commun, l'enclavement, soit par la périphérie de l'incision, soit par un retard dans la cicatrisation.

Si l'étiologie de l'enclavement nous est imparfaitement connue, s'en suit-il que nous soyons absolument désarmés contre son apparition ? Je crois au contraire que ces considérations pathogéniques peuvent conduire à un enseignement, à une pratique que je vais maintenant exposer.

CHAPITRE CINQUIÈME

PROPHYLAXIE DE L'ENCLAVEMENT

Influence de l'ésérine, de la cocaïne, du lavage, etc., etc.

Depuis les premières extractions de cataracte et avec toutes les méthodes, tous les procédés, l'enclavement de l'iris a toujours été le cauchemar des opérateurs. Nous avons vu que toutes les modifications successives apportées soit au siège du lambeau, soit à sa forme, soit à ses dimensions, que pour les uns l'excision de l'iris, pour d'autres sa conservation, avaient été en grande partie inspirées par la préoccupation constante de cet accident dont on espérait ainsi se préserver ou dont on voulait atténuer les graves conséquences. Je n'y reviendrai pas. Je rappelle seulement combien de Græfe, Bowmann et après eux les partisans de l'extraction linéaire modifiée insistaient sur le temps de l'excision de l'iris. Nous connaissons leurs préceptes : inciser l'iris en trois temps, ne pas craindre même d'exercer des tractions sur ce diaphragme, et bien dégager les angles de la plaie par la spatule, les ciseaux, la curette pour qu'il n'y reste pas emprisonnés des lambeaux d'iris.

J'ai signalé le procédé compliqué et difficile que Charles Bell Taylor avait voulu préconiser dans le même but, au Congrès international d'ophtalmologie de Londres (1872). Après avoir fait avec le petit couteau coudé une incision de deux lignes environ au sommet de la cornée à sa jonction avec la sclérotique, il saisissait une petite partie d'iris et l'excisait aussi près que possible de son insertion. Par cette ouverture ainsi pratiquée il conduisait le kystitôme et lacérait la capsule; puis il opérait le dégagement du cristallin par la pupille, comme à l'ordinaire. Ces manœuvres laborieuses nécessitent l'anesthésie complète du patient.

A ce même point de vue je rappelle aussi la conduite de Chavernac qui, depuis 1878, exécute un procédé spécial d'iridotomie : il fait la kératotomie inférieure et sur le segment correspondant de l'iris il pratique une petite incision de 1 millimètre. Cette fente filiforme et courte n'occasionne pas, à son dire, les cercles de diffusion reprochés à l'iridectomie, elle rend plus facile l'expulsion du cristallin qui ne fait pas ainsi hernier l'iris au dehors, par suite peu ou point d'enclavement et moindres risques d'iritis. Moura-Brazil, Gailliet (1881) ont préconisé des procédés similaires.

Je ne veux pas discuter ici les avantages ou les inconvénients de ces méthodes, de ces tentatives qui, ne s'adressant pas aux causes efficientes de l'enclavement, ne doivent pas nous occuper.

Il y aurait peut-être plus à espérer d'un essai chirurgical qui a pu paraître téméraire, mais que les règles actuelles d'antisepsie doivent encourager : je veux parler de la suture des lèvres de la plaie cornéenne que Williams, de Boston, a voulu préconiser. Il est probable que, si ce mode opératoire entrait dans la pratique de l'extraction, l'enclavement deviendrait bien plus rare, l'hypertonie ayant à surmonter un trop fort obstacle. Qu'arriverait-il alors? La procidence irienne n'est-elle pas un bien en ce sens qu'elle sert de détente à l'exagération de la tension? Des recherches sont à entreprendre dans cette voie-là.

Si l'enclavement est une manifestation de l'hypertonie oculaire, comme nous le pensons et comme nous avons essayé de le faire voir, c'est cette cause primordiale qu'il faut essayer de prévenir et dont il faut combattre les effets. Et parmi toutes les causes directes qui peuvent contribuer à élever cette tension, s'il en est d'obscures et d'insaisissables sur lesquelles nous ne pouvons rien, il en est aussi de plus tangibles, de plus appréciables. Ce sont contre celles-là qu'il faudra nous tenir en garde, et si nous avons en notre pouvoir des moyens plus ou moins efficaces à leur opposer, nous devons en faire usage. Enfin, il ne faudra pas oublier non plus qu'il est certaines causes indirectes qui, si elles sont sans effet à l'état normal, peuvent, dans de certaines conditions, alors qu'il y a déjà la moindre tendance à l'hypertonie, peuvent, dis-je, prédisposer fâcheusement à l'apparition de l'enclavement. Dans une aussi grave question, il n'y a pas de petit détail à négliger. Ainsi nous arriverons non pas à faire disparaître entièrement de l'extraction simple cette complication (car il est des influences obscures contre lesquelles nous sommes désarmés), mais à rendre du moins son apparition aussi rare et aussi inoffensive que possible.

Si l'hypertonie en elle-même est tout dans l'enclavement, c'est elle qu'il faut craindre, qu'il faudrait pouvoir prévenir. Malheureusement les ressources thérapeutiques sont encore bien restreintes, et parmi les substances que nous pouvons lui opposer, l'une, l'ésérine a une action hypotonique encore bien discutable et peu sûre, l'autre, la cocaïne, est, il est vrai, plus efficace.

L'*ésérine* instillée dans les culs-de-sac conjonctivaux, a-t-elle une action dépressive manifeste sur la tension intra-oculaire? Si cette hypotonie existe, est-elle suffisante pour empêcher l'apparition de l'enclavement? Par suite, doit-on ou non recommander son emploi dans l'extraction de la cataracte? Que donnent les résultats de la pratique?

Ici nous retrouvons les mêmes expérimentateurs, les mêmes opinions contradictoires que nous avons signalés déjà à propos de l'atropine. C'est ainsi qu'Adamück et Weyner trouvèrent que l'ésérine augmente la pression, qu'Hippel et Grünhagen n'observèrent aucune modification, que Laqueur, en 1877, expliquait l'influence favorable de l'ésérine dans le glaucôme par une contraction des vaisseaux choroïdiens ayant pour conséquence une filtration moindre des liquides dans la chambre du vitré. Pflüger (1880) n'a pas trouvé de diminution évidente de la pression par les instillations d'ésérine, Adolphe Weber au contraire l'avait constatée et l'expliquait par la contraction du sphincter de la pupille qui, appliquant fortement l'iris sur la face antérieure du cristallin, ren force ainsi le diaphragme constitué par le cristallin et son ligament. La théorie d'Ulrich est bien différente : pour lui, dans l'œil ésérinisé, la pupille étant très contractée, l'iris est étalé, aminci, ses voies de filtration sont largement ouvertes, partant plus perméables; le passage des courants liquides s'effectue plus librement et la tension oculaire est diminuée. Hœltzke, Graser, Stocker ont observé à la suite d'instillations d'ésérine dans le cul-de-sac conjonctival d'abord une augmentation de la pression, puis, après une heure au plus (c'est-à-dire après le développement de la myose), cette augmentation fait place à une diminution de la tension, au dessous de la tension normale. Maklakow, Bellarminoff ont également noté de l'hypotonie après l'emploi du même alcaloïde.

L'usage de l'ésérine dans l'extraction de la cataracte s'est surtout généralisé depuis les recherches de M. de Wecker, en 1875. A cette époque il avait fondé de grandes espérances sur ce puissant myotique qui devait empêcher les fâcheux enclavements de l'iris de se produire. Son élève, Cuisnier, publiait alors (1877) une monographie où il essayait de démontrer les heureux effets de cet alcaloïde et de dissiper les doutes qu'exprimait déjà à ce moment un ophtalmologiste anglais, Wolfe (1876). Mais la statistique qu'il fournissait était peu favorable à la méthode. D'ailleurs les résultats ne répondirent pas dans la suite à l'attente de son auteur, comme il l'avouait lui-même à la Société française d'ophtalmologie (1886). Dans un travail paru la même année dans les *Annales d'Oculistique*, M. de Wecker est revenu sur cette question, mais mieux armé cette fois. Il ne se contente plus d'instiller l'ésérine dans les culs-de-sac conjonctivaux, il la porte en injection jusque dans la chambre antérieure. Bien plus, par un mode particulier de pansement (rondelle boratée aspergée d'une solution au salicylate d'ésérine, renouvelée toutes les 24 heures jusqu'au cinquième jour), il tient les yeux d'une manière permanente sous l'action de cet alcaloïde qui diminue et supprime même toute sécrétion conjonctivale et agit surtout, par la contraction constante et l'étalement complet de l'iris, contraction dont le résultat est d'amener un dégagement de l'angle iridien dans toute son étendue, de rendre libre cette voie de filtration et d'éviter ainsi toute perturbation dans la pression intra-oculaire. C'est là certainement une théorie séduisante. Mais que donne la pratique?

Galezowski est aussi partisan des instillations d'ésérine après l'opération. Sauvage pense, après lui, que ce myotique diminue sensiblement la sécrétion conjonctivale, agit contre la diapédèse et la migration, et probablement aussi comme antiseptique.

Abadie croyait, en 1886, que l'ésérine était appelée à triompher des enclavements auxquels exposait jadis l'opération simple sans iridectomie.

M. le professeur Panas rejette avant l'opération l'emploi de l'ésérine qui peut placer le sphincter irien dans un état de spasme très gênant pour l'extraction; mais il recommande son usage une fois l'opération faite. C'est ainsi qu'il s'exprimait en 1885 : « En vue de nous opposer à cette tendance (l'enclavement), nous instillons dans l'œil à la fin de l'opération plusieurs gouttes d'un collyre d'ésérine, puis nous introduisons un fragment de pommade du même alcaloïde incorporé à la vaseline, et nous recouvrons l'œil par-dessus avec un rond de toile graissé de cette même pommade. » Je ne sais si M. Panas a conservé tous ces détails dans l'emploi de l'ésérine, mais les travaux de ses élèves m'ont appris qu'il insiste toujours sur les instillations post-opératoires. L'ésérine, pour lui, exerce ici une double influence salutaire : celle de diminuer le tonus de l'œil, et celle de faire resserrer la pupille, à quoi on peut ajouter un troisième avantage, celui d'être un agent antiseptique et de diminuer les sécrétions de l'œil, du mucus en particulier.

M. le professeur Gayet a compté aussi autrefois sur les heureux effets de l'alcaloïde extrait de la fève de Calabar qui pourrait, pensait-il, parer à la fréquence des enclavements dans l'extraction simple. Mais depuis, les résultats de sa pratique ont modifié son opinion qui est actuellement très réservée à l'égard des effets de l'ésérine. Non pas qu'il la juge dangereuse, mais il la croit inutile et préservant peu des enclavements. Je ne parle bien entendu que des instillations suivant immédiatement l'opération ou dans les premiers jours qui suivent. Car je ne pense pas qu'il se trouve beaucoup d'opérateurs pour la recommander avant l'extraction, contracter ainsi l'iris et aller à plaisir au devant des difficultés de l'expulsion de la lentille et des contusions de l'iris. Je ne parle pas non plus de l'ésérine employée au traitement même de l'enclavement; elle a certes là ses indications que je ne veux pas déprécier. Je n'ai en vue que l'ésérine instillée après l'extraction dans le but préventif de parer à une hypertonie possible, et de diminuer ainsi les chances de l'enclavement.

M. Gayet a fait à différentes reprises des expériences à

ce point de vue-là. Sans instiller directement l'ésérine dans la chambre antérieure, il la faisait tomber sur la plaie elle-même encore entrebaillée, et plusieurs gouttes du collyre pénétraient certainemeut dans l'œil. De plus il en instillait aussi dans le cul de sac conjonctival. Les paupières fermées, le pansement compressif appliqué par-dessus maintenait le champ opératoire, pour ainsi dire, dans un bain d'ésérine; il répétait ensuite ces instillations conjonctivales aux pansements suivants. Pour ne parler que des résultats de l'année dernière, M. Gayet a traité ainsi 30 de ses opérés qui n'avaient pas eu, bien entendu, des instillations préalables d'atropine. De plus, ces malades ne paraissaient pas être dans des conditions spéciales faisant craindre del'hypertonie réflexe. Eh bien ! 6 de ces cas ont pourtant été suivis d'enclavements, minimes il est vrai. C'est beaucoup, il nous semble, pour une substance qui, s'il faut en croiro certains auteurs, doit préserver presque à coup sûr de l'enclavement. Il parait donc sage de réserver. tout au moins pour le moment, ses conclusions à l'égard de l'ésérine. Que cet alcaloïde ait une action hypotonique, je ne le nie pas,mais elle parait peu prononcée, insuffisante du moins; car l'enclavement après son emploi n'est pas malheureusement une rareté. C'est donc là un prophylactique sur lequel on aurait tort de trop compter.

La *cocaïne* au contraire doit jouer dans l'extraction de cataracte et dans la question de l'enclavement en particulier un rôle bien plus important. On ne saurait trop mettre en vue ni répéter trop souvent tous les avantages que procure cette précieuse substance dans l'opération de la cataracte. Depuis la découverte de cet anesthésique local par Kœller en 1884, nombreux ont été les travaux inspirés par lui, nombreuses aussi les applications qui en furent faites à toutes les branches de la chirurgie. Nous ne retiendrons que ce qui a rapport à l'anesthésie oculaire. Certes c'est là une bien belle conquête que celle qui permet d'opérer ainsi sans douleur sur un organe aussi délicat que l'œil, supprimant ainsi les inconvénients, voire même les dangers d'une anesthésie générale. Mais, outre cette action anesthésique locale de la cocaïne, il en est une autre, aussi importante pour nous : je veux parler de son action dépressive sur la tension oculaire. C'est ainsi qu'elle supplée et remplace avantageusement l'ésérine dont l'action hypotonique est, nous l'avons vu, bien discutable.

M. Meyer, dès octobre 1884, constatait qu'à la suite d'instillations de cocaïne la tension du globe oculaire paraît sensiblement diminuée à la palpation, et que ce phénomène obtient une certaine confirmation pendant l'extraction de la cataracte pratiquée sous cette influence, la cornée présentant, dans certains cas, après l'incision, un affaissement très considérable qui la transforme en un ménisque concave. En mars 1885, ayant injecté la cocaïne dans la chambre antérieure elle-même, il trouve que ce phénomène est encore bien plus marqué : l'iris et le cristallin paraissent, dit-il, portés plus en arrière et l'hypotonie va parfois si loin que le cristallin au moment de son expulsion et après avoir dépassé avec son grand diamètre l'ouverture de la cornée, si on cesse de le pousser, glisse en arrière et rentre dans l'œil. Mais cet effet de la cocaïne est de courte durée ; au bout d'une heure au maximum la pression intra-oculaire est revenue à son état antérieur. Un de ses élèves, Sciaky, a développé les idées de son maître à ce sujet dans sa thèse inaugurale (Paris 1885).

Howe, s'appuyant sur ce fait que la douleur s'accompagne toujours d'une augmentation de pression dans les vaisseaux correspondants à la zône irritée a institué des expériences pour démontrer le mode d'action de la cocaïne et a conclu (nov. 1884) que les effets d'une excitation douloureuse sur la pression du sang sont invariablement moindres dans un œil cocaïnisé que dans son congénère non soumis à la même instillation.

Des auteurs italiens, Magri et Denti, constatèrent eux aussi (déc. 1884), à peu près vers la même époque, que la cocaïne produit une diminution de la tension intra-oculaire.

Pour Panas (1885), « la cocaïne, outre son action anesthésique et sa propriété d'être un mydriatique à action faible et fugace, a témoigné d'une autre propriété, celle de faire baisser sensiblement le tonus de l'œil au moment de l'opération. Cette action permet de prolonger les manœuvres d'extraction sans craindre la hernie de l'iris et le prolapsus du vitré pendant l'opération. »

Renard dit aussi (*loco cit.*) que l'extraction elle-même est facilitée par la cocaïne qui diminue la tension intra-oculaire.

L'opinion contraire, à savoir que la cocaïne augmenterait la pression, fut soutenue par Bribosia, par Galezowski (1884) et par Javal à l'Académie de médecine (1886). Au Congrès d'Heidelberg de 1885, Manz, de Fribourg, signalait un cas de glaucôme aigu survenu après l'instillation d'une goutte de cocaïne; mais il faut dire que le malade en question avait eu précédemment des prodrômes de glaucôme, ce qui permet de conserver quelque doute sur l'action si dangereuse de la cocaïne.

Enfin Pflüger (1886) et Stocker (1887) ont aussi constaté un abaissement de la tension intra-oculaire de 3 millimètres de mercure environ par la cocaïne ; mais dans la majorité des cas cet abaissement est précédé d'une légère augmentation de pression.

Disons encore que bien peu d'ophtalmologistes à notre connaissance tant en France qu'à l'étranger refusent à la cocaïne cette action dépressive que M. Gayet reconnaissait, dans son rapport à Heidelberg, comme un des bienfaits inestimables que l'on retire de l'usage de cet alcaloïde. Bien plus, dans la même séance, il s'est trouvé un ophtalmologiste éminent, M. Chibret, qui n'a pas craint, reprenant les idées émises par Meyer, de faire un grave reproche à la cocaïne de cette hypotonie qui, lorsqu'elle s'exagère, fait rétracter le corps vitré et rend difficile l'extraction du cristallin et de ses débris. « Je ne puis m'empêcher de constater, disait-il, que le lavage de la chambre antérieure a suivi de près l'usage de la cocaïne et qu'il devient une conséquence forcée de son abus. » Que M. Chibret ait eu des difficultés opératoires dans quelques cas, comme il l'a dit, exceptionnels et par méprise, est-ce une raison pour faire ainsi le procès de la cocaïne et du lavage intra-oculaire, ces deux précieuses conquêtes dont l'art ophtalmologique s'est enrichi et qu'il doit garder avec un soin jaloux ? On ne peut laisser passer sans se récrier ces injustes attaques. C'est précisément et surtout par son action de détente que la cocaïne a droit à toutes nos préférences, et qu'elle est entrée, pour ainsi dire, dans l'instrumentation obligée de la cataracte au même titre que le couteau de de Græfe, et comme lui, elle gardera ses avantages et ne doit être détrônée. C'est dire qu'au point de vue spécial qui nous occupe dans cette étude, la cocaïne sera le prophylactique le plus sûr que nous cherchions contre l'enclavement, *l'antidote*, pour nous servir de l'expression de notre maître. Je ne prétends pas pour cela que la cocaïne doive infailliblement en préserver. Je dis seulement qu'elle met l'œil dans des conditions de détente les moins favorables à l'apparition de cet accident. Si l'on songe en effet à toutes les causes multiples qui peuvent agir ensemble ou séparément pour amener une élévation de la tension intra-oculaire, et que l'on mette en face le nombre relativement restreint des enclavements, on ne peut moins faire que de reconnaître à la cocaïne une action dépressive salutaire.

Que dirai-je de son action anesthésique qui n'a pas une moindre part dans ses heureux effets qui ne soit admis de tous? La suppression de la douleur évite les mouvements instinctifs du patient, par suite les phénomènes de tension réflexe; elle permet de compter sur la tranquillité du malade; alliée à la détente de l'œil, elle facilite les manœuvres de pression et de massage, les irrigations de la chambre antérieure, nécessaires pour l'expulsion aussi parfaite que possible des débris cristalliniens. Galezowski a voulu, au Congrès de chirurgie (1885), reprocher à la cocaïne cette insensibilité qui est un de ses grands avantages : il aurait constaté une persistance de l'anesthésie pendant 5 à 6 jours, favorisant ainsi la nécrose partielle de la cornée, entravant la cicatrisation et la réunion primitive de la plaie. Mais le professeur Panas attribua cette durée de l'insensibilité à la section des nerfs cornéens et non point à l'action persistante de la cocaïne.

Je signale pour mémoire un nouveau reproche adressé, dès 1886, à la cocaïne par M. Panas, celui de dilater outre mesure la pupille, lorsqu'elle est mélangée d'un dérivé de l'hygrine, autre alcaloïde de la coca, et de prédisposer ainsi aux procidences iriennes. Ce doit être là un accident assez rare, car nous ne l'avons pas vu signaler à la Clinique où l'instillation de la cocaïne est prescrite indistinctement à tous les opérés avant l'extraction.

Laqueur, de Strasbourg, appelait aussi l'attention à Heidelberg (1888) sur l'emploi inconsidéré de la cocaïne qui a souvent pour effet de troubler la cornée, d'en désorganiser l'épithélium et de préparer des accidents glaucômateux. Notre maître dans sa fréquente pratique n'a pas été témoin de ces cas malheureux.

Je conclurai donc en disant que la cocaïne est une ressource précieuse dans l'extraction de la cataracte, tant par son action de détente que par son action anesthésique. Nous insisterons sur son emploi autant avant l'opération pour rendre les manœuvres d'extraction et de lavage faciles et inoffensives qu'après et dans les jours qui suivent pour prévenir ou combattre les fâcheux effets d'une tension réflexe consécutive. J'ai montré plus haut que les états glaucômateux transitoires étaient encore, malgré la cocaïne, une des causes les plus fréquentes de l'enclavement; il faudra donc ne pas oublier et ne pas craindre d'user même largement, de cet alcaloïde qui est encore la ressource la plus efficace que nous ayons à opposer à cet accident.

J'ai montré toute l'importance que le gonflement des débris cristalliniens peut avoir dans la production de l'enclavement. Il est rare en effet que le cristallin sorte en entier; le plus souvent il se rompt près de ses régions équatoriales et abandonne dans le sac capsulaire des débris qui peuvent passer inaperçus grâce à leur transparence. Ce danger est encore bien plus grand dans ces cataractes molles où on n'a plus de noyau dur, de masse capable de refouler la cristalloïde et l'iris, « mais bien, comme le dit M. Gayet, une substance molle, collante, disposée en lamelles ou en fibrilles flottantes n'offrant de prise à rien et s'insinuant partout, retenue dans les enroulements capsulaires et les plis de l'uvée, et pour comble de difficultés échappant par sa transparence à l'œil de l'opérateur qui la devine sans pouvoir la découvrir. » Ce sont ces masses corticales, ces débris qui, baignant dans l'humeur aqueuse, se gonflent, augmentent la tension et amènent souvent l'enclavement irien. Tous les soins du chirurgien doivent donc concourir à chasser le plus complètement possible hors de la chambre antérieure ces agents malfaisants. C'est là, et nous le disons bien haut, l'œuvre du *lavage*. Il faut avoir été témoin de ses heureux effets pour ne plus douter que nous avons là une précieuse ressource. Il faut avoir vu, comme nous, tourbillonner dans le sac capsulaire et s'échapper au dehors à travers la plaie soulevée débris et lambeaux de capsule, masses corticales cristalliniennes, pour comprendre toute la valeur d'un lavage à grand eau et sous pression. Bien plus, ce tourbillon aqueux a encore un autre avantage : il ramène la plus parfaite restitution des parties, il remet en place la cristalloïde, il étale l'iris; il chasse en outre du champ opératoire les caillots sanguins qui auraient pu s'emprisonner et balaye la plaie de ce vernis cristallinien que la lentille a pu laisser derrière elle à son passage. C'est ainsi que ce lavage intra-oculaire devient un excellent prophylactique de l'enclavement, par l'expulsion des débris, par la restitution des parties, par la perfection dans la coaptation des lèvres de la plaie.

Je ne veux pas m'étendre plus longuement sur les avantages de cette manœuvre post-opératoire que je ne fais que signaler. On trouvera dans la thèse toute récente du Dr Mugniery la description complète de ses indications, de ses bienfaits et de son mode d'emploi. Je résume seulement ce que la pratique de M. Gayet a de personnel et ce qui la place bien au dessus des autres méthodes de lavage. Depuis longtemps notre Maître a converti à ses idées les assistants de sa Clinique, et il suffit, comme je le disais, d'avoir vu pour croire. C'est encore à son rapport à Heidelberg (1888) qui est comme la synthèse de son enseignement sur la cataracte qu'il faut revenir et puiser des règles de conduite. « Au lieu, disait-il, d'introduire une canule dans la chambre de l'humeur aqueuse et d'y pousser un peu de liquide antiseptique, j'y pousse un jet énergique d'eau stérilisée à la marmite de Papin et cela dans la proportion de 30 à 50 grammes de ce liquide; en dardant le jet sous pression sur la plaie de l'œil opéré, il est curieux de le voir pénétrer dans la chambre antérieure et en ressortir après y avoir vigoureusement tourbillonné. Les débris et les lambeaux de la capsule s'agitent dans ce mouvement dont ils sont les témoins, puis s'échappent à moins d'être solidement fixés. En portant le jet tantôt à une extrémité de la plaie, tantôt à l'autre, on change le sens du mouvement gyratoire au grand avantage de l'expulsion des débris..... Les seules précautions à prendre pour ce lavage, ajoute plus loin M. Gayet, sont : 1e d'employer l'eau pure et stérilisée, l'usage de la solution de Sattler m'a donné des troubles persistants de la cornée ; 5° de l'employer tiède pour éviter à l'intérieur de l'œil un contact douloureux et capable d'y solliciter la tension, comme je l'ai vu une fois ; 3° de bien ménager le jet et de lui donner une direction telle qu'il n'ait pas de tendance à hydrotomiser la cornée ; 4° enfin, de mesurer la durée du lavage aux sensations du malade et de le cesser dès que la douleur devient vive. » J'ai signalé en effet 4 observations où le lavage avait amené l'hypertonie. Ces 4 cas sont pris dans une pratique de près de 3 ans, avec lavage presque à tous les opérés. C'est donc là un accident rare qui ne doit pas éloigner les opérateurs, en présence surtout des immenses bienfaits que nous lui reconnaissons, principalement au point de vue qui nous occupe ici, la prophylaxie de l'enclavement.

Mais dans cette chasse aux débris le lavage n'est pas notre seule ressource. C'est en l'alternant avec des *manœuvres douces de pression et de massage* qu'on arrive à obtenir des pupilles pures et noires, une coaptation parfaite, un retour de l'iris, tels qu'on ne reconnaît pas quelquefois à première vue, dans les résultats superbes, l'œil opéré. Ces manœuvres doivent, pour être inoffensives, être accomplies dans des conditions particulières de douceur, de légèreté et de délicatesse. C'est peut-être là un des temps les plus difficiles de l'opération de la cataracte. Une longue pratique seule peut apprendre quel est le degré de pression que dans chaque cas on peut exercer sur un œil ouvert ou ne pas dépasser sans danger. Que de difficultés déjà dans la pratique seule de ce massage doux et méthodique, de ces pressions ingénieusement combinées avec l'ouverture de la plaie au moyen du rebord palpébral correspondant ! C'est par ces manœuvres, par cette sorte de pression irienne entre les lèvres de la plaie combinées au lavage que l'on arrive à expulser aussi complètement que possible les débris de la cataracte ou les lambeaux flottants de la cristalloïde. Mais beaucoup échappent encore et ne deviennent apparents que plus tard, lorsqu'ils se sont gonflés, déplacés et ont amené un enclavement.

De Wecker, Abadie, Chibret, voulant se mettre en garde de leur mieux contre ces accidents possibles, emploient un éclairage oblique artificiel intense pour aller à la recherche de ces débris malfaisants qui peuvent passer si facilement inaperçus.

Mais d'autres, plus rebelles quoiqu'apparents, peuvent résister aux lavages et aux pressions ; on les voit flotter dans le liquide, mais ils ne se détachent pas. Un coup de pince est si vite donné, est parfois si inoffensif, il enlèvera si bien le corps du délit qu'on résiste difficilement, et, poussé par la recherche de la perfection, on glisse avec précaution l'instrument et l'on retire le lambeau ou le débris récalcitrant. Mais qu'on y prenne garde. C'est là une manœuvre dangereuse qui demande bien de la prudence et de l'adresse. Ici plus que jamais, le mieux est l'ennemi du bien. Il faut craindre dans les yeux irritables la moindre élévation de tension, il faut parfois savoir résister à ce besoin de perfection. Combien souvent malheureusement l'issue du vitré ne vient-elle pas faire regretter à l'opérateur son bon mouvement !

Il est en effet un principe sur lequel insiste souvent M. le professeur Gayet et qu'il exprimait en disant : « il faut regarder comme mauvaise et fâcheuse l'introduction dans l'œil de quelque instrument que ce soit et se déterminer à n'y avoir recours qu'à la dernière extrémité. C'est dire que je repousse toutes les curettes, tous les crochets et autres moyens soit de charger le cristallin, soit d'entraîner ses débris, si on prétend en faire un usage constant et ne pas les réserver pour les circonstances où ils sont indispensables. » Nous avons été quelquefois témoin d'accidents glaucômateux provoqués par des curettes, pinces ou autres instruments introduits par nécessité dans la chambre antérieure. J'ai montré que sous ce rapport la kystitomie au couteau était bien supérieure. Donc, si l'on veut se placer dans les meilleures conditions pour ne pas avoir à redouter l'apparition de l'hypertonie, on devra en règle générale s'abstenir de tout instrument qui n'est pas absolument nécessaire. C'est ainsi qu'on mettra de son côté le maximum des chances d'une bonne opération, avec un beau résultat, sans enclavement.

Ce n'est pas tout encore. Il est une autre cause bien fréquente de l'enclavement : j'ai nommé les *spasmes*. C'est là que des soins méticuleux, des précautions en apparence ridicules, doivent être observés. On ne saurait trop s'engager dans cette voie de minuties, de prudence qui paraît un peu délaissée de nos jours. Il faut tout craindre d'un sujet irritable, spasmodique, soit pendant, soit après l'opération. Si l'on redoute l'excitabilité de son malade, pourquoi, dans les jours qui précèdent l'opération, ne lui prescrirait-on pas des antispasmodiques, des calmants, du bromure de potassium par exemple, pour le placer autant que possible dans des conditions favorables au moment de l'extraction ? Si le patient appréhende l'opération, il faut ne pas ménager les encouragements, agir sur son moral et essayer de lui donner la tranquillité d'esprit nécessaire pour un bon résultat, pour éviter les mouvements brusques de l'organe, les contractions spasmodiques, etc. Mais c'est surtout après l'intervention et dans les jours qui la suivent que, chez de pareils sujets prédisposés, il faut redoubler de précautions, ne pas oublier les détails, mêmes les plus minimes, assurer en un mot autant que faire se peut le calme profond de son opéré. On ne devra pas oublier qu'un rien, un pas inconnu, une porte trop brusquement fermée, le réveil même, etc., sont toutes causes pouvant occasionner des spasmes nuisibles. Les contrariétés de tous genres devront être évitées; il faudra avertir le malade des dangers inhérents à tout traumatisme, tous efforts, même ceux nécessités par l'accomplissement des fonctions organiques, toutes mesures qui peuvent paraître puériles, mais qui ont leur importance. Ce n'est qu'en entourant son opéré de tous ces soins, de toutes ces précautions, ce n'est qu'à ce prix-là que, chez un sujet spasmodique et prédisposé, on pourra peut-être éviter l'apparition de la procidence irienne.

C'est surtout à l'occasion des *pansements* qu'il faut redoubler de prudence et craindre des mouvements réflexes fâcheux, non-seulement chez les spasmodiques, mais chez tous les opérés sans distinction. Le jeu des paupières, leurs mouvements de coordination avec ceux du globe ne doivent pas être entravés ; il faut craindre des clignements répétés qui peuvent désunir la plaie et chasser l'iris. Nous savons que M. Galezowski, pour prévenir cet accident, a érigé en principe que le chirurgien doit résister à une curiosité bien naturelle et n'examiner l'œil que le sixième jour après l'opération.

Enfin, pour terminer ce court aperçu sur la prophylaxie de l'enclavement, je rappelle que j'ai signalé des *causes indirectes* pouvant aider à l'apparition de cet accident. Elles ne devront pas être négligées dans la pratique. On évitera donc de préférence une incision trop périphérique, on songera aussi qu'une mauvaise coaptation de la plaie, tout retard apporté dans la cicatrisation peuvent être nuisibles. Il faudra donc autant que possible tailler un lambeau sans encoches, sans changement de plan, se coaptant parfaitement, dans les meilleures conditions en un mot pour se cicatriser rapidement. A ce titre, l'immobilité du lambeau est une garantie précieuse ; et Sichel, de Græfe, en imaginant le *bandage compressif*, ont droit à la reconnaissance des opérés de cataracte. L'obscurité où est plongé le malade par le pansement double ne sollicite pas les mouvements des globes oculaires qui ont plus de tendance à rester calmes. De plus dans un pansement bien exécuté avec des rondelles de coton stérilisé l'action compressive est suffisante pour tenir fermées les paupières et assurer l'immobilité du lambeau. C'est encore un prophylactique indirect de l'enclavement.

Je résume les quelques considérations que je viens d'exposer. Si l'enclavement est souvent un mal inévitable qu'il nous est difficile de prévoir, nous pouvons pourtant placer l'œil dans des conditions favorables pour l'éviter autant que faire se peut. C'est ainsi que la cocaïne, par son action de détente et ses effets anesthésiques, permettra les manœuvres opératoires qui pourront s'effectuer sans tension réflexe, et préviendra quelquefois l'apparition d'un état glaucômateux ultérieur, que le lavage, le massage et des pressions méthodiques chasseront de leur mieux les débris cristalliniens. C'est ainsi que le calme et la tranquillité de l'opéré et autour de lui éviteront des mouvements spasmodiques funestes. C'est ainsi enfin qu'une bonne coaptation et l'immobilité complète d'un lambeau peu périphérique préserveront, dans la mesure de leurs moyens, d'un enclavement consécutif.

CONCLUSIONS

Je borne à ces quelques points mon travail actuel sur l'enclavement de l'iris après l'extraction de la cataracte. De cette étude restreinte je crois que nous pouvons tirer les conclusions suivantes :

1° L'historique de l'enclavement se confond en grande partie avec l'histoire du retour à la méthode française.

2° Il faut réserver la dénomination d'enclavement à cet accident post-opératoire, caractérisé par l'occlusion dans la plaie de la membrane irienne, avec ou sans staphylôme extérieur.

3° La moyenne de la fréquence de l'enclavement dans la méthode simple est à peu près de 8 %.

4° L'enclavement est presque toujours un accident purement mécanique dû à l'élévation de la pression intraoculaire.

5° Cette hypertonie est primitive ou réflexe.

6° Dans le cours de l'extraction l'élévation de la tension peut être amenée par tous les temps de l'acte opératoire, qu'il faut donc simplifier.

7° Dans les jours qui suivent l'opération, l'hypertonie

peut être due à diverses causes dont les plus importantes sont, par ordre de fréquence : *a*) un état glaucômateux transitoire auquel il faut rattacher une hypersécrétion ou une excrétion défectueuse de l'humeur aqueuse ; *b*) le gonflement des débris ; *c*) les spasmes.

8° L'atropine ne paraît pas avoir sur la production de l'enclavement une influence aussi fâcheuse que celle qu'on lui attribue généralement.

9° L'ésérine ne préserve de cet accident que dans des limites restreintes.

10° Les moyens actuellement les plus sûrs que nous ayons à notre disposition pour prévenir l'enclavement sont :

a) la cocaïne, qui abaisse la tension oculaire et facilite les manœuvres opératoires ;

b) le lavage de la chambre antérieure à grande eau et sous pression modérée qui, combiné au massage méthodique, contribue à chasser les débris.

11° On ne doit pas négliger par des soins extérieurs et minutieux d'amener le calme dans l'esprit de l'opéré, ce qui rend les spasmes plus rares.

12° Une bonne coaptation de la plaie et le pansement compressif agissent efficacement pour prévenir l'apparition de l'enclavement.

INDEX BIBLIOGRAPHIQUE ALPHABÉTIQUE [1]

ABADIE. — *Leçons sur la nutrition de l'œil.* (Gazette des hôpitaux, n° 51 et suivants, 1881.)

» *Traité des maladies des yeux*, 2me édition. t. I, 1884.

» *Des enclavements iriens et capsulaires consécutifs à l'extraction de la cataracte avec iridectomie* (Annales d'Oculistique, t. XCVI, p. 128, septembre et octobre, 1886.)

» *Des procédés actuels d'extraction de la cataracte. Communication au Congrès français de chirurgie*, 1886. (et in Annales d'Oculistique p. 257, nov.-déc. 1886.)

ADAMUCK. — *Manometrische Bestimmung des intraocularen Drücke.* (Centralblatt für die med. Wissensch., p. 561, 1866.)

» *Over den invloed van atropine op de intraoculaire drukking.* (in Verslag. Ned. Gasth. voor Ooglijders, n° 11, p. 179, et Annales d'Oculistique t. LXIII, p. 108-113, 1870.)

ARMAIGNAC. — *Observation de cataracte congénitale. Extraction. Traumatisme. Hernie de l'iris. Guérison rapide.* (Revue d'Oculistique du Sud-Ouest, n° 11, p. 246, août 1881.)

(1) Les publications du même auteur sont placées par ordre chronologique.

BARBAN. — *Contribution à l'étude de l'extraction capsulaire partielle ou totale dans l'opération de la cataracte.* (Thèse, Lyon, janvier 1889.)

BARQUISSAU. — *Quelques considérations sur les différents procédés d'extraction de la cataracte* (Thèse, Montpellier, 1873.)

BEAUNIS. — *Pression intra-oculaire.* (Nouveaux éléments de physiologie humaine ; 2e édit. t. II, p. 1184, 1881.)

BELLARMINOFF. — *La méthode graphique dans les recherches de la tension intra-oculaire* (procédé photographique). *Travail du laboratoire de physiologie du professeur Tarchanoff à Saint-Pétersbourg* (paru in Arch. für die ges. Physiol. t. XXXIX, p. 449-472, 1886. Traduit par Van Duyse in Annales d'oculistique, t. XCVII, p. 181, 1887.)

BERGER. — *De l'extraction de la cataracte avec ou sans iridectomie.* (Thèse, Lyon, nov. 1888.)

BETTREMIEUX. — *Etude sur l'extraction de la cataracte, indications de l'iridectomie, et recherches sur l'antisepsie opératoire.* (Thèse, Paris, novembre 1885.)

BEVERINI. — *De l'enclavement de l'iris et de la cristalloïde antérieure après l'opération de la cataracte par extraction linéaire combinée à l'iridectomie.* (Thèse, Paris, janvier 1887.)

BRIBOSIA. — *Etude sur la cocaïne.* Chez A. Manceaux, libraire, 12, rue Trois-Têtes, à Bruxelles.

BULL. (Charles Stedman.) — *Report of 36 cases of simple extraction of cataract without iridectomy.* (New-York medical journal 1er sept. 1887, p. 293.)

BURNETT (Swan). — *Clinique de Garfield's Hospital. Etats-Unis.* (Travail analysé in Recueil d'ophtalmologie, juillet, 1888.)

CASABIANCA. — *De l'iridectomie, principalement dans ses applications à l'extraction de la cataracte,* (Thèse, Montpellier, 1881.)

CASTEL. — *Réflexions cliniques sur l'extraction de la cataracte.* (Thèse, Montpellier. 1873.)

CHAVERNAC. – *Extraction de la cataracte. Retour à la méthode de Daviel.* (Annales d'oculistique, t. LXXXIX, p. 43, 1883.)

CHELIUS. — *Traité pratique d'ophtalmologie.* Traduit par Ruef et Deyber, 1839.

CHIBRET, — *De l'opération de la cataracte.* (Archives d'ophtalm., 1884.)

CHRISTOWITCH. — *Du procédé de choix dans le traitement chirurgical de la cataracte* (Bulletin général de thérapeutique, 30 sept., 1888.)

CLOQUET et BÉRARD. — *Article « Cataracte »* du Dictionnaire de médecine ou Répertoire général des sciences médicales. Paris, 1834.

COPPEZ. — *Compte-rendu de la clinique ophtalmologique de l'hôpital Saint-Jean* en 1887. Bruxelles. 1888.

CUCHE. — *Du traitement de la cataracte pendant ces quinze dernières années dans le service ophtalmologique de l'Hôtel-Dieu de Lyon.* (Thèse Lyon, 1886.)

CUISNIER. — *De l'extraction de la cataracte sénile par la méthode à lambeau périphérique du Dr de Wecker.* (Thèse Paris, 1877.)

CULBERTSON. — *Four cases of Galezowski's Method of cataract extraction, the last slightly modified.* (The american journal of ophtalmology, juin, 1886.)

DAVIEL. — *Sur une nouvelle méthode de guérir la cataracte par l'extraction du cristallin.* (Mémoires de l'Académie Royale de Chirurgie de Paris, 1769, t. II, p. 342.)

DESMARRES. — *Traité théorique et pratique des maladies des yeux*, 1847.

DESMARRES (fils). — *Leçons cliniques d'ophtalmologie* 1873. (Critiquées in Recueil d'ophtalmologie, 1873.)

DUYSE (Van). — *Panophtalmite tardive après une opération de cataracte avec enclavement irien* (Annales d'oculistique t. XCII, p. 44, 1884.)

FANO. — *Traité pratique des maladies des yeux*, 1886.

FORTIS. — *De l'enclavement de la capsule du cristallin après l'opération de la cataracte par les nouveaux procédés et des moyens propres à y remédier* (Thèse Paris 1877.)

FROTHINGHAM. — *Some observations concerning the extraction of cataract without iridectomy and the use of the bandage in the after-treatment* (Journal of. Americ. med. Assoc. 13 oct .1888.)

GALEZOWSKI. — *Sur la nécessité d'abandonner l'excision de l'iris dansl'extraction de la cataracte pour revenir à une extraction simple à lambeau modifié.* (Communication à la Société de chirurgie, 22 novembre 1882.)

» *De la nouvelle méthode d'extraction de la cataracte sans excision de l'iris* (Recueil d'ophtalmologie, fév., 1883, p. 65.)

» *De la cocaïne et de son action anesthésique sur l'œil.* (Recueil d'ophtalmologie p. 703, 1884.)

» *Choix de la Méthode opératoire de la cataracte. Moyen d'éviter les complications.* (Mémoire lu au Congrès d'ophtalmologie de Paris, le 3 mai 1887.)

GALEZOWSKI et DAGUENET. — *Diagnostic et traitement des affections oculaires*, 1886.

GAURAN. — *Pronostic et traitement des hernies de l'iris*, (Normandie médicale, n° 1 p. 6, Rouen 1885.)

GAYET. — *De l'inutilité des pansements occlusifs après les kératotomies et les sclérotomies* (Annales d'oculistique, t. LXXV, p.252.)

» *De la discision équatoriale de la capsule du cristallin* (Congrès de Lyon 1872.)

» *Article « Glaucôme »* (in Dictionnaire encycloped. des sciences méd. 1883.)

» *De l'anesthésie en oculistique.* (Archives d'ophtalm. 1884.)

» *Essai sur le retour de l'extraction de la cataracte à la méthode française.* (Lyon médical, 31 mai 1885.)

» *Rapport sur la cataracte.* (Congrès d'Heidelberg, 9 août 1888.

GELPKE. — *Ueber die Anwendung des Atropins in der Augentherapie.* (Deutsche medic. Wochenschrift, 22 mars 1888, p. 225.)

GOMES. — *Du traitement de la cataracte par l'extraction linéaire modifiée.* procédé de de Graefe. (Thèse, Montpellier, 1870.)

GRAEFE (de A.) — *Deux modifications de l'opération de la cataracte.* (Arch. f. oph., t. V 1860, et Annales d'oculistique, t. XLV p. 270, 1860.)

» *De l'extraction linéaire modifiée* (Arch. f. Oph., t. XI, p. 1, fasc. 3, 1865 et Annales d'oculistique, t. LVI, p. 51 1866).

GRAND. — *Aperçu sur les opérations de cataracte par extraction* (Thèse, Paris 1873.)

GRANDCLEMENT. — *Indications principales des myotiques, en particulier de l'ésérine.* (Société française d'Ophtalm. mai, 1887.)

GRASER. — *Manometrische Untersuchungen über den intraocularen Druck und dessen Beeinflussung durch Atropin und Eserin.* (Arch. f. experim. Pathologie u. pharmac. XVII, 5. p. 329-362, 1883.)

GROS. — *De l'extraction linéaire combinée dans le traitement de la cataracte et des accidents qui compliquent cette méthode,* (Thèse, Paris, 1872).

GRÜNHAGEN. — *Ueber intraocularen Druck* (Berliner klin. Wochenschrift, n. 24, 1866.)

HASNER (Von). — *Die neueste Phase der Staaroperationen* Prague, 1868. (Traduit in Annales d'oculistique t. LIX; p. 163, 1868.)

» *Die Subkonjunktivalextraction.* (Wiener méd. Wochenschrift, 1873, p. 829).

HŒLTZKE. — *Experimentelle Untersuchungen über den Druck in der Augenkammer* (Archiv. f. Opht. t. XXIX, 1883.)

» *Recherches expérimentales sur la pression intra-oculaire* (Congrès d'Heidelberg, 1885.)

HORNER.— *Indicationem und Contraindicationen von Atropin und Calabar* (Centralblatt für Schweiz. Aertze n° 17 1877.)

HOWE. — *The effect of cocaïne upon the eye.* nov. 1884.

HYADES. — *Des méthodes générales d'opération de la cataracte et en particulier de l'extraction linéaire modifiée.* (Thèse, Montpellier, 1870.)

JAVAL. — *Mémoire sur la cocaïne.* (Académie de Médecine, 20 avril, 1886.)

KNAPP. — *Report on series of one hundred successive extractions of cataract without iridectomy.* (Arch. of. opht. mars 87, janvier, 88. et Analyse in the London medical Recorder, juin 1888, et in Recueil d'ophtalmologie, juillet. 88.)

» *Ueber Staarextraction ohne Iridektomie.* (Congrès d'Heidelberg, 1888).

KNIES. — *Zur Lehre von den Flussigkeitstrœmungen im lebenden Auge.* (Arch. de Virchow, t. LXV, 1875.)

LABBÉ. — *Art. « Esérine »* (in dict. Encycl. d. Scien. med. 1887.)

LAQUEUR. — *Ueber Krümmungsœnderungen der Hornhaut nach Operationen und unter pathologischen Verhœltnissen.* (Deutsche med. wochenschrift n° 40, 1883.)

LEBER. — *Studien über den Flüssigkeitswechsel im Auge.* (Arch. für Ophtal. t. XIX, p. 111, 1873.)

MACKENZIE. — *Traité des maladies des yeux*, 1884, traduit par Laugier et Richelot.

MAGHI et DENTI. — *La cocaïna nella chirurgia oculare.* (Gazette d'Ospitali, déc. 1884.)

MESGUEN. — *De l'opération de la cataracte par extraction linéaire modifiée.* (Thèse, Montpellier, 1871.)

MEYER. — *L'anesthésie locale de l'œil par la cocaïne.* (Revue générale d'opht. p. 433, 31 oct. 1884.)

» *Encore un mot sur la cocaïne* (Revue générale d'oph. p. 101, 31 mars 1885.)

» *Traité pratique des maladies des yeux,* 3e édit. 1887.)

MOHR. — *Noch einmal « das Eserin »* (Arch. für Ophtal., t. XXIII, 2, p. 161. 1877.)

MONOYER. — *Extraction de la cataracte par le procédé quasi linéaire ou à section mésocyclique simple ou composée.* Nancy 1878.)

MUGNIERY. — *Lavage intra-oculaire après l'extraction de la cataracte* (Thèse, Lyon, février, 1889.)

NUEL. — *Art. « Œil Physiologie »* (in dict. Encycl. des sciences méd. p. 285, 1880.)

PANAS. — *Opération de la cataracte par extraction* (Premier Congrès français de chirurgie. Paris, avril 1885.)

» *Du choix du meilleur procédé d'extraction de la cataracte* (Archiv. d'opht., août 1885).

» *Du passé et du présent dans l'opération de la cataracte par extraction.* (Clinique à l'Hôtel-Dieu. Semaine médicale, mars 1886 p. 82-105.)

» *Etudes sur la nutrition de l'œil d'après des expériences faites avec la fluorescéine et la naphtaline.* (Archives d'ophtalmologie, p. 97, 1887.)

» *Des opérations de cataracte par extraction pratiquées*

à la Clinique de l'Hôtel-Dieu dans les trois dernières années avec lavage de la chambre antérieure (Archives d'ophtalm., janvier 1888.)

PERRIN (Maurice). — *Remarques au sujet de la communication de M. Panas sur l'opération de la cataracte* (Bulletins de l'Académie de médecine, p. 60, 1886.)

PFLÜGER. — *Ueber die Einwirkung der Mydriatica und myotica auf den intraocularen Druck unter physiologischen Verhæltnissen.* (Bericht über die XVII Versammlung der Oph. Gesellschaft zü Heidelberg, 1886.)

PINEL-MAISONNEUVE. — *Contribution à l'étude des indications de l'iridectomie dans la cataracte* (Thèse, Paris, 1887.)

POMIER. — *Etude sur l'iridectomie* (Thèse, Paris, 1870.)

PRIESTLEY-SMITH. — *Glaucoma-Pathology* (Congrès d'Heidelberg, 1888.)

RENARD. — *De la valeur de l'iridectomie dans l'extraction de la cataracte au point de vue des résultats de l'opération. Contribution à l'étude comparée des procédés de de Graefe et de Daviel.* (Thèse, Nancy, 1886.)

RIGOLET. — *Etude expérimentale sur les propriétés physiogiques et thérapeutiques du chlorhydrate de cocaïne,* (Thèse, Paris 1885.)

ROUX. — *Des principaux procédés d'extraction de la cataracte et en particulier de l'extraction linéaire sans iridectomie* (Procédé de M. Notta, de Lisieux) (Thèse, Montpellier, 1878.)

SANSON. — *Art.* « *Cataracte* » (in Diction. de méd. et de chir. pratiques, Paris, 1830.)

SAUVAGE. — *De l'extraction de la cataracte. Méthode à lambeau périphérique sans iridectomie.* (Thèse, Paris, 1883).

SCHLESINGER. — *Die physiologische, therapeutische und pathologische Bedeutung des Cocaïns in der Ophtalm logie* (Thèse, Berlin, 1888.)

SCHOEN. — *Accommodative Excavation und Glaucoma simplex.* (Congrès d'Heidelberg, 1888.)

SCHWEIGER. — *Die Rückkehr zum Lappenschnitt.* (Arch. für Augenheilkunde, t. XVIII, fasc. 2, p. 143.)

» *Rapport sur la cataracte.* (Heidelberg, 1888.)

SCIAKY. — *De la cocaïne envisagée spécialement en ophtalmologie.* (Thèse, Paris, 1885.)

SICHEL. — *Traité de l'ophtalmie, la cataracte et l'amaurose, pour servir de supplément au traité des maladies des yeux de Weller.* Paris, 1837.

SIMI. — *Compte-rendu de son service à l'hôpital de Lucques.* (Bolletino d'oculistica, juin 1886.)

SNELLEN. — *Die Behandlung des Glaukoms.* (Congrès d'Heidelberg, 1888.)

STEFFAN. — *Zur Technik des peripheren flachen Lappenschnittes.* (Klinische Monatsblætter für Augenheilkunde, juin, 1888, p. 225.)

STOCKER. — *De l'influence des mydriatiques et des myotiques sur la pression intra-oculaire à l'état physiologique.* (Arch. von Graefe, t. XXXIII, fasc. 1 et in Arch. d'ophtalmologie, janvier 1888.)

STRAUB. — *Ueber die chorioidea als elastisches Organ im normalen und kranken Auge.* (Congrès d'Heidelberg, 88.)

SUAREZ de MENDOZA. — *Sur le succès immédiat et l'insuccès tardif dans l'opération de la cataracte.* (Recueil d'opht., mai 87, p. 282.)

TAYLOR. — *Méthode propre à empêcher le prolapsus de l'iris après l'extraction de la cataracte.* (Congrès de Londres, 1872.)

ULRICH. — *Beitrag zu den Untersuchungen über den Flüssigkeitswechsel im Auge mittelst subcutaner Fluorescininjectionen.* (Arch. für Augenheilkunde, t. XII, fasc. 2, 1883.)

» *Die Pathogenese des Glaukom.* (Heidelberg, 1881 et in Revue générale d'ophtalm., p. 269, 1885.)

VACHER. — *De l'opération de la cataracte,* (Gazette hebdomadaire, avril 1886, p. 243.)

VIAN. — *Des progrès accomplis dans le traitement chirurgical de la cataracte et du procédé de choix* (Thèse, Paris, 1887.)

WARLOMONT. — *Art.* « *Cataracte.* » (in Dict. encyclop. des sciences médicales, 1873.)

» *Des procédés d'extraction de la cataracte et spécialement de l'extraction médiane.* (Gazette hebdomadaire, 1873, p. 795.)

» *Extraction de la cataracte, 25 ans de son histoire.* (Annales d'oculistique, t. XCV, p 6, fév. 86.)

WAHFORS. — *Ueber Druck und Druckmessungen im menschlichen Auge.* (Congrès Heidelberg, 1888.)

WECKER (De). — *Thérapeutique oculaire,* 1879.)

» *L'extraction simple.* (Annales d'oculistique, t. XCII, p. 207, déc. 1884.)

» *Des indications de l'extraction simple.* (Annales d'oculistique, t. XCIV, p. 29, 1885.)

» *Injections et pansements à l'ésérine et antisepsie oculaire.* (Annales d'oculistique, t. XCV, p. 121, mars-avril, 1886.)

WEÇKER (de) et LANDOLT. — *Traité complet d'ophtalmologie.* tome I. (Ophtalmotonométrie p. 715, 1880, et tome II, *Maladies du cristallin,* 1886.)

WILLIAMS. — *De l'opération de la cataracte.* (Annales d'oculistique, 1871.)

TABLE DES MATIÈRES

Introduction

CHAPITRE PREMIER

Historique de l'enclavement irien

CHAPITRE DEUXIÈME

Définition de l'enclavement

CHAPITRE TROISIÈME

Statistique générale de l'enclavement

CHAPITRE QUATRIÈME

Etiologie. — Pathogénie

CHAPITRE CINQUIÈME

Prophylaxie

www.ingramcontent.com/pod-product-compliance
Ingram Content Group UK Ltd.
Pitfield, Milton Keynes, MK11 3LW, UK
UKHW031905260826
14628UKWH00002B/998

9 782014 111941